Betina Chandolia
Manas Bajpai

Interações Epiteliais Mesenquimatosas

Betina Chandolia
Manas Bajpai

Interações Epiteliais Mesenquimatosas

ScienciaScripts

Imprint

Cover image: www.ingimage.com

This book is a translation from the original published under ISBN 978-3-659-90922-1.

Publisher:
Sciencia Scripts
is a trademark of
Dodo Books Indian Ocean Ltd. and OmniScriptum S.R.L publishing group

120 High Road, East Finchley, London, N2 9ED, United Kingdom
Str. Armeneasca 28/1, office 1, Chisinau MD-2012, Republic of Moldova, Europe
Managing Directors: Ieva Konstantinova, Victoria Ursu
info@omniscriptum.com

Printed at: see last page
ISBN: 978-620-8-64547-2

ÍNDICE

1 INTRODUÇÃO

A partir da gastrulação, as células embrionárias organizam-se em placas de células ligadas entre si (epitélios) ou em redes de células isoladas (mesênquima). As interações célula-célula e tecido-tecido iniciam e regulam a expressão genómica na iniciação e manutenção da diferenciação celular e da morfogénese dos tecidos em praticamente todos os sistemas de órgãos dos vertebrados. A organogénese dos vertebrados depende, em parte, de uma série de interações recíprocas entre as células epiteliais e as células mesenquimatosas adjacentes, resultando na transformação morfológica de uma ou de ambas as camadas. Estas interações entre células epiteliais e mesenquimatosas são frequentemente recíprocas, uma preparando o terreno para a seguinte, esta para a seguinte, e assim por diante. O termo "cascata epigenética" foi utilizado por Brian K. Hall para designar as interações indutivas sequenciais, espaciais e temporais que conduzem à diferenciação e/ou morfogénese de determinadas células, tecidos e órgãos.

As interações epiteliais-mesenquimatosas são o principal sistema de sinalização entre o microambiente, o meio extracelular, as células e os tecidos.

Existem dois tipos de sinalização: **direta e indireta**.

- A sinalização direta requer um contacto íntimo célula a célula entre as células sinalizadoras e as células de resposta.
- A sinalização indireta envolve quer a libertação e o reconhecimento de moléculas sinalizadoras, quer uma interação entre as células que respondem e as matrizes extracelulares das células sinalizadoras.

Em todos os metazoários, as células estão organizadas em epitélios ou mesênquima.

- **Os epitélios** são constituídos por placas de células ligadas e polarizadas que repousam geralmente sobre uma membrana basal extracelular, que sintetizam e depositam a partir das suas superfícies basais. Estas células epiteliais podem ter origem na ectoderme, na mesoderme ou na endoderme.

- **O mesênquima** é constituído por redes de células soltas que estão ligadas apenas pela matriz extracelular que segregam. A origem destas células mesenquimatosas é a mesoderme ou crista neural.

Entre estas células epiteliais e mesenquimatosas, ocorre geralmente uma sinalização célula a célula. Esta sinalização é normalmente designada **por interação epitelial-mesenquimal**.

Esta sinalização pode ser (1) **unidirecional** (epitelial -> mesenquimal; mesenquimal -> epitelial) (2) **bidirecional** (epitelial <-> mesenquimal) e hierárquica, com um sinal a conduzir a outro numa cascata epigenética.

Ambos os tipos de células, epiteliais e mesenquimais, segregam e depositam matrizes extracelulares (MEC). A membrana basal é segregada pela MEC epitelial sobre a qual assentam as células epiteliais polarizadas e acopladas. A MEC mesenquimal forma as matrizes peri e extracelulares que envolvem as células isoladas e não polarizadas. Quando as células da crista neural migram do tubo neural epitelial, as células epiteliais podem reconhecer as suas matrizes extracelulares e transformar-se em células mesenquimatosas.

As interações epiteliais e mesenquimatosas desempenham assim um papel fundamental no desenvolvimento de tecidos como os dentes, os pulmões, os rins, etc.

CÉLULAS DA CRISTA NEURAL

Em 1868, o embriologista suíço Hiss W. identificou, nos embriões de pintainho, no estádio de neurula, uma faixa de células que se situa entre o ectoderma epidérmico e o tubo neural. Esta faixa de células, que ele chamou de Zwischenstrang (cordão intermediário), é a origem dos gânglios cranianos e espinhais.

O termo "crista neural" foi utilizado por Marshall A M para designar o cordão intermediário. Foi inicialmente associada à origem dos neurónios e dos gânglios, mas foi Platt J. que demonstrou, na década de 1890, que as cartilagens viscerais da cabeça e as células que formam a dentina dos dentes do cachorro da lama Necturus eram também originárias da crista neural.

Mas os resultados de Platt foram extremamente controversos, porque contrariavam a teoria da camada germinativa que prevalecia na altura, e a sua hipótese da origem do esqueleto craniano na crista neural só se impôs 50 anos mais tarde, sobretudo graças ao trabalho fundamental de Horstadius S. Um grupo de células separadas da neuroectoderme durante a formação do tubo neural. Estas células têm a capacidade de migrar e de se diferenciar amplamente no embrião em desenvolvimento e constituem a base de estruturas como os gânglios sensoriais da coluna vertebral, os neurónios simpáticos, as células de Schwann, as células pigmentares e as meninges. No embrião das aves, estas células podem ser altamente diferenciadas e separar-se na crista das pregas neurais, daí o nome de **células da crista neural**. No embrião de mamífero, essas células não se separam da crista, mas da superfície lateral da placa neural; o termo crista neural é, no entanto, mantido. Tal como no embrião das aves, esta espécie diferencia-se pela exclusão da mistura de células da crista neural na linha média. As células da crista neural desempenham um papel importante na região da cabeça. São também responsáveis pela formação da maior parte do tecido conjuntivo da cabeça por diferenciação e contribuem para a formação dos gânglios sensoriais cranianos. O tecido conjuntivo embrionário da cabeça é conhecido como ectomesênquima, reflectindo a sua origem no neuroectoderma.

O número de tipos de células que se desenvolvem a partir da crista neural é verdadeiramente espantoso, tal como o número de tecidos e órgãos que surgem a partir da crista neural.

Para além de formarem os melanócitos e os neurónios e células gliais do sistema nervoso periférico, as células da crista neural craniana são também responsáveis pela maior parte da cartilagem, do osso e do tecido conjuntivo da face. (Fig. 1)
Com base no critério da capacidade de auto-renovação, estas células migratórias multipotentes da crista neural são frequentemente consideradas células estaminais ou células semelhantes a estaminais. As células da crista neural dos mamíferos têm potencial odontogénico, mas este não se limita à crista nos níveis presumidos de formação dos dentes. A morfogénese e a diferenciação celular são reguladas por uma cadeia de interações recíprocas no dente em desenvolvimento. A expressão do potencial odontogénico e a eventual formação do dente requerem a migração normal das células da crista neural e a interação com o epitélio específico da região. Com exceção do esmalte, todos os tecidos do dente e as suas estruturas de suporte derivam diretamente das células da crista neural, e a sua depleção impede o correto desenvolvimento do dente. A evidência desta funcionalidade pode ser observada na síndrome de Treacher Collins, em que o desenvolvimento facial completo não ocorre porque as células da crista neural não conseguem migrar corretamente para a região facial.

Fig - 1 **Derivados das células da crista neural**

CELL TYPES
Sensory neurons
Cholinergic neurons
Rohon-Board cells
Satellite cells
Schwann cells
Glial cells
Chromaffin cells
Parafollicular cells
Calcitonin producing cells
Melanocytes
Chondroblasts, chondrocytes
Osteoblasts, osteocytes
Odontoblasts
Fibroblasts
Cardiac mesenchyme
Striated myoblasts
Smooth myoblasts
Adipocytes
Mesenchymal cells

TISSUES OR ORGANS
Spinal ganglia
Parasympathetic nervous system
Sympathetic nervous system
Peripheral nervous system
Thyroid gland
Ultimobranchial body
Adrenal gland
Craniofacial skeleton
Teeth
Dentine
Connective tissue
Adipose tissue
Smooth muscles
Cardiac septa
Dermis
Cornea
Endothelia
Blood vessels
Heart
Brain

2 INDUÇÃO DE CÉLULAS DA CRISTA NEURAL

Na borda dorsolateral do fechamento das pregas neurais, as células da crista neural se desenvolvem uniformemente ao longo de quase todo o comprimento do neuroeixo do embrião vertebrado (Fig. 2).

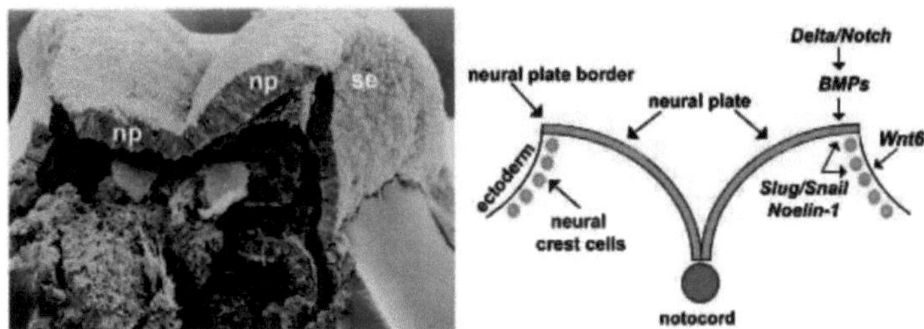

Fig. 2: Regulação genética da indução de células da crista neural. (A) As células da crista neural surgem no limite da placa neural, que é a junção entre o ectoderma de superfície (se) e a região dorsal da placa neural (np). Tanto o ectoderma de superfície como a placa neural podem dar origem a células da crista neural. **(B)** A sinalização BMP é essencial para o estabelecimento do limite da placa neural e para a indução de células da crista neural na região dorsal do tubo neural. A BMP e os seus efeitos na indução da crista neural podem ser modificados pela via de sinalização Delta/Notch. Os genes Snail, Slug, Dlx, AP-2 e Noelin-1 são todos expressos em células pré-migratórias e/ou migratórias da crista neural e são regulados pela sinalização BMP. O Wnt6 é expresso no ectoderma de superfície e é também um candidato principal para induzir a formação de células da crista neural. Ainda está por determinar se a sinalização Wnt e BMP actuam sinergicamente durante a indução de células da crista neural. Homólogos de genes de vertebrados expressos em células pré-migratórias e migratórias da crista neural foram identificados em protocordados, sugerindo que os genes necessários para a formação de células da crista neural foram identificados em protocordados.

A maquinaria para a formação e migração da crista neural já estava presente nos protocordados].

Esta região corresponde à interface entre o ectoderma não neural, que é a epiderme presumida ou ectoderma superficial, e a placa neural, que é o neuroepitélio. Esta região é comummente designada por limite da placa neural.

As células da crista neural diferenciam-se em componentes ectomesenquimatosos e não ectomesenquimatosos. O componente ectomesenquimal inclui osso e tecido conjuntivo e o componente não ectomesenquimal inclui derivados de células neurais e células pigmentares. **Para permitir a delaminação, estas células sofrem uma transição epitelial-mesenquimal (EMT) a partir do tubo neural e depois migram para locais distantes**.

As células da crista neural craniana migram ventrolateralmente à medida que povoam os arcos branquiais durante o desenvolvimento craniofacial. A atividade proliferativa destas células da crista neural craniana produz protuberâncias discretas que delimitam cada arco branquial. Os sinais reguladores intrínsecos e extrínsecos são essenciais para a migração e proliferação corretas desta população de células da crista neural craniana. Subsequentemente, após interações epiteliais-mesenquimatosas adequadas, as células pós-migratórias da crista neural craniana diferenciam-se em múltiplos fenótipos e contribuem para a formação de várias estruturas da cabeça e do pescoço. Durante a especificação das células da crista neural e a determinação do seu destino, foram implicados factores de crescimento e de transcrição, tais como BMP, TGF-0, FGF, Hox, Msx e Pax.

A migração das células da crista neural é induzida pelo TGF B através da regulação positiva de numerosos factores de transcrição, como Foxd 3, Sox 10, Twist, Snail e Slug, e da regulação da ligação à matriz extracelular.

Slug e Snail são dois dos primeiros indicadores conhecidos da formação de células da crista neural e são membros da família Snail de factores de transcrição do tipo dedo de zinco.

Entre o ectoderma de superfície e o neuroepitélio, a indução das células da crista neural requer interações de contacto e, sobretudo, cada um destes tecidos contribui para a linhagem das células da crista neural.

A demonstração por rastreio de linhagens mostra que uma única célula do tubo neural dorsal pode dar origem a derivados do tubo neural e da crista neural. Assim, as proteínas morfogenéticas ósseas (BMPs), os factores de crescimento dos fibroblastos (FGFs) e os membros da família de sinalização Wnt, que desempenham um papel importante na especificação da indução da placa neural e na determinação da fronteira entre o destino neuronal e epidérmico, podem também desempenhar um papel importante na indução e especificação da diferenciação das células da crista neural. A sinalização por BMP desempenha um papel essencial no posicionamento do limite da placa neural durante a gastrulação em vertebrados e está também envolvida na indução e migração das células da crista neural. Em embriões de aves no estágio de placa neural aberta, Bmp4 e Bmp7 são expressos no ectoderma de superfície.

Durante o fechamento do tubo neural, a expressão de BMP diminui no ectoderma de superfície, mas continua a ser expressa no tubo dorsal. Isto deu origem ao modelo segundo o qual as proteínas BMP, segregadas pelo ectoderma de superfície, funcionam na placa neural para induzir a formação e a migração das células da crista neural.

Este modelo foi apoiado pela demonstração de que a BMP4 e a BMP7 podiam substituir o ectoderma não neuronal em ensaios de indução de células da crista neural, e que a BMP4 induzia a expressão de Slug e a segregação da crista neural a partir de explantes de placas neurais de aves.

A atividade de BMP4 é também necessária para a manutenção de uma variedade de genes do tubo neural dorsal, incluindo Slug, cadherin6b, RhoB, Pax3, Msx1 e Msx2, sugerindo que estas moléculas podem mediar uma cascata de sinalização dependente de BMP. A implantação de células que expressam noggin durante o fecho do tubo neural inibe a formação e a migração das células da crista neural. Portanto, o padrão dinâmico de expressão espaço-temporal é consistente com o papel da BMP4 na indução e migração das células da crista neural, mas as evidências implicam que a sinalização da BMP4 no tubo neural pode ser mais importante para a indução da crista neural do que a sinalização anterior da BMP4 no ectoderma. Foram recentemente descritos factores a montante que controlam a expressão de BMP4 e limitam a geração de células da crista neural na fronteira entre o ectoderma neural e não neural (Fig.2B).

A ativação da sinalização Notch na epiderme por Delta1 pode regular a expressão de Slug através da via de sinalização BMP4.

A inativação negativa dominante da sinalização Delta reprime a expressão de Slug. Esta regulação negativa pode ser compensada por BMP4, o que implica que Delta1 ativa Notch para promover a expressão de Bmp4 no ectoderma epidérmico. Curiosamente, no entanto, a sobreexpressão de Notch diminui a expressão de Bmp4 e Slug, resultando numa diminuição da delaminação e migração das células da crista neural. Isto sugere que é necessária uma modesta ativação de Notch por Delta1 para promover a expressão de Bmp4. Além disso, parece provável que a ativação de Notch por Delta1 promove a expressão de Bmp4 no ectoderma epidérmico, que por sua vez induz a indução da crista neural na junção neural/epidérmica. Enquanto Notch promove ou mantém a sinalização BMP na epiderme, também inibe Slug nesta região, definindo os sinais para a especificação da crista neural apenas nas dobras neurais.

Isto sugere que a expressão de Notch define uma região fortemente regulada para a indução da crista neural, limitando a indução de BMP4 à borda da placa neural.

Em conjunto, as evidências descritas acima implicam que a sinalização BMP desempenha um papel importante na indução da crista neural. A sinalização Wnt, por si só, é necessária e suficiente para induzir células da crista neural em explantes neuroepiteliais de aves, como evidenciado pela ativação da expressão de Slug. Além disso, a inibição da sinalização Wnt em explantes neuroepiteliais em cultura e em embriões inteiros de aves bloqueia a indução de células da crista neural. Estes novos resultados são coerentes com as experiências de sobreexpressão de Wnt efectuadas em embriões de Xenopus, que conduzem a um aumento de vários marcadores da crista neural.

Também é consistente com a observação de que os ratinhos com duplo mutante Wnt1/Wnt3a apresentam anomalias esqueléticas e uma redução acentuada dos melanócitos e dos neurónios sensoriais cranianos e espinais, todos eles derivados de células da crista neural. Estes resultados implicam que a sinalização Wnt é o principal instigador da formação de células da crista neural e que a Wnt 6 é a principal candidata a ser o sinal indutor, uma vez que é expressa espácio-temporalmente no ectoderma de superfície no momento da indução da crista neural. (Fig. 2B)

Recentemente, foi demonstrado em Xenopus que a sinalização do FGF a partir da mesoderme também desempenha um papel importante na indução da crista neural. Mais especificamente, a sinalização FGF exerce a sua função mesmo na ausência de sinalização BMP e Wnt e será interessante no futuro determinar se a sinalização FGF está de facto no início da cascata de indução da crista neural também noutros vertebrados. No entanto, estes resultados demonstram que as vias de sinalização BMP, Wnt e FGF desempenham todas um papel essencial na indução da formação de células da crista neural.

DESCOLAMENTO DE CÉLULAS DA CRISTA NEURAL

Paralelamente à sua indução ao longo do bordo dorsolateral da placa neural, as células da crista neural passam por uma transição epitelial para mesenquimal, através da qual se separam do tubo neural e começam a migrar. As transições epiteliais para mesenquimais são marcadas por alterações na adesão celular e na citoarquitectura. Durante a delaminação, as células da crista neural reduzem a regulação das moléculas de adesão celular, como a Ncam, a N-caderina e a caderina6B, e aumentam a regulação da caderina7 e da caderina11.

Esta alteração na caderina demonstra que é necessário um equilíbrio regulado da expressão da caderina para a emigração, o que é confirmado pelo facto de a sobreexpressão de caderinas neuroepiteliais impedir a emigração da crista neural. Como descrito acima, dois dos primeiros indicadores conhecidos de indução da crista neural são Slug e Snail, que normalmente actuam como repressores de transcrição. O Snail liga-se ao promotor da molécula de adesão celular E-caderina e reprime a sua expressão.

Assim, a expressão ectópica de Snail em linhas celulares epiteliais resulta numa regulação negativa da E-caderina, que reprime as transformações de células epiteliais em células mesenquimatosas, inibindo assim a migração celular. Isto implica que o Snail pode promover transições de células epiteliais para células mesenquimatosas associadas à delaminação de células da crista neural e à migração do tubo neural através da alteração da adesão celular.

Em consonância com esta hipótese, o tratamento de embriões de aves ou de Xenopus com o oligonucleótido anti-sentido do ARNm de Slug resulta na inibição da migração das células da crista neural craniana. Foi demonstrado que a sinalização BMP induz a expressão tanto de Slug como de caderina6, o que demonstra que o mesmo sinal pode desempenhar múltiplos papéis durante o desenvolvimento. A sinalização BMP, que é essencial para a indução da crista neural, também desempenha um papel na delaminação da crista neural (Fig. 2B).

Além disso, a sinalização Delta-Notch promove a expressão de Bmp4 enquanto inibe a expressão de Slug, o que pode fornecer um mecanismo para controlar eficazmente a formação da crista neural e a delaminação na junção neural-epidérmica.

Curiosamente, em Xenopus, a expressão de Slug apenas aumenta a produção de crista neural em territórios de expressão endógena, o que implica que são necessários outros factores para regular a delaminação da crista neural.

Um destes factores de sinalização adicionais é a proteína RhoB de ligação ao GTP, um membro da superfamília do gene ras. A RhoB tem sido implicada na delaminação das células da crista neural, uma vez que é expressa seletivamente pelas células do tubo neural dorsal e transitoriamente pela crista neural. A expressão de RhoB também é induzida por BMPs, e a inibição de RhoB impede a delaminação da crista neural do epitélio dorsal. O descolamento e a migração das células da crista neural do tubo neural após a transição epitelial-mesenquimal dos precursores neuroepiteliais é um evento transitório.

A manutenção da capacidade do epitélio neural de gerar células da crista neural parece ser regulada pela glicoproteína Noelin-1. A Noelin-1 é inicialmente expressa ao longo das margens laterais da placa neural, mas também é expressa mais tarde nas células da crista neural em migração. A sobreexpressão de Noelin-1 no tubo neural por infeção retroviral resulta num período prolongado de produção e migração da crista neural. Da mesma forma, a superexpressão de Noelin-1 prolonga o período durante o qual as células da crista neural podem se regenerar após a remoção do tubo neural dorsal. Estes resultados sugerem que a Noelin-1 pode manter o período durante o qual o epitélio neural é capaz de gerar células da crista neural.

ESPECIFICAÇÃO DAS VIAS DE MIGRAÇÃO DAS CÉLULAS DA CRISTA NEURAL

Depois de se desprenderem do tubo neural, as células da crista neural migram ao longo de vias específicas para os seus destinos finais. Na cabeça dos vertebrados, a maioria das células da crista neural craniana tem origem no rombencéfalo, que migra ventrolateralmente a partir do tubo neural em três fluxos subectodérmicos distintos adjacentes aos rombómeros de número par (r2, 4 e r6). As três correntes de células da crista neural povoam o primeiro, o segundo e o terceiro arcos branquiais, respetivamente, de acordo com as suas origens axiais craniocaudais, e dão origem a uma grande variedade de linhagens celulares, distintas para cada arco branquial.

O mecanismo pelo qual são geradas as zonas de exclusão da crista neural adjacentes aos rombómeros ímpares (r3 e r5) e a sua função na segregação das células da crista neural em fluxos distintos continua por elucidar. Análises em embriões de aves revelaram níveis elevados de morte celular em populações pré-migratórias da crista neural que residem em r3 e r5, e a sinalização inter-rombomérica foi identificada como um fator-chave na modulação deste processo. Foi referido que os sinais provenientes dos mesmos rombómeros, mediados pela expressão de Msx2 induzida por Bmp4 em r3 e r5, conduzem diretamente à eliminação apoptótica das células pré-migratórias da crista neural em r3 e r5 e, por conseguinte, à segregação das células da crista neural em fluxos distintos. Bmp4 e Msx2 são normalmente expressos em r3 e r5 durante o período de formação da crista neural em embriões de aves.

Recentemente, foi demonstrado que a sobreexpressão de um antagonista da Wnt, sFRP2, podia inibir a sinalização BMP, evitando assim a morte celular programada. Isto levou a uma hipótese mais recente de que a eliminação apoptótica dos precursores da crista neural era modulada por um circuito de sinalização WNT-BMP e que esta morte celular apoptótica desempenhava um papel na eliminação evolutiva de locais de fixação muscular desnecessários.

Os modelos in vitro que propõem a morte celular mediada por Bmp4/Msx2 em rombómeros ímpares como um mecanismo de segregação do fluxo de células da crista neural continuam a ser ligeiramente controversos porque, tal como a controvérsia em torno dos ensaios de indução da crista neural descritos acima, os primeiros exames da morte das células da crista neural foram realizados em meios ricos em soro.

Análises repetidas utilizando meios quimicamente definidos em vez de meios contendo soro não conseguiram demonstrar uma ligação causal entre a sinalização BMP e a eliminação apoptótica específica das células da crista neural nos rombómeros ímpares.

Além disso, é importante notar que o bloqueio da morte das células da crista neural nos rombómeros ímpares não interrompe a segregação do fluxo da crista neural, o que, juntamente com investigações mais recentes, realça a importância do microambiente adjacente ao tubo neural na regulação das vias de migração das células da crista neural. A influência do microambiente é evidente no rastreio da linhagem e nas imagens de lapso de tempo da migração das células da crista neural em embriões de aves, que demonstraram que r3 e r5 geram efetivamente um pequeno número de células da crista neural. Em vez de migrarem lateralmente como as células da crista neural derivadas dos rombómeros pares, as células da crista neural derivadas dos rombómeros ímpares migram anterior e posteriormente e juntam-se às correntes da crista neural dos rombómeros pares.

Quando uma célula da crista neural r3 delamina e migra lateralmente, os seus filopódios podem ser vistos a colapsar quando entram em contacto com o ambiente adjacente a r3 (Kulesa e Fraser 1998). É interessante notar que as células da crista neural da rã e do peixe-zebra migram lateralmente na vizinhança do rombomero 5 (Smith et al 1997). Em conjunto, estes resultados demonstram que a presença de áreas sem cristas neurais e a segregação das células da crista neural em fluxos discretos não é uma propriedade intrínseca do rombencéfalo dos vertebrados e dos rombómeros ímpares em particular. Estes resultados também realçam a importância do ambiente adjacente ao tubo neural na regulação das vias de migração das células da crista neural e levantam a possibilidade de mecanismos distintos utilizados por diferentes espécies.

Estudos recentes sobre a formação da crista neural em embriões de rato revelaram que os padrões dinâmicos de morte celular no tubo neural não se correlacionam com a geração ou migração de células da crista neural. Além disso, o transplante recíproco de células entre os rombómeros pares e ímpares demonstra que os rombómeros pares e ímpares têm uma capacidade intrínseca semelhante para gerar um grande número de células da crista neural e que ambientes tecidulares específicos são inibidores da migração das células da crista neural.

É importante notar que este mecanismo pode ser conservado entre o rato e o pinto. Isto implica que a sinalização interrhombomérica é menos importante do que as interações combinatórias entre o rombencéfalo e o ambiente do tecido paraxial adjacente na restrição da geração e migração das células da crista neural. Este mecanismo parece ser apoiado por análises da migração de células da crista neural em ratinhos mutantes ErbB4 nulos, nos quais as células da crista neural derivadas de r4 adquirem a capacidade de migrar através do mesênquima dorsal adjacente a r3.

A migração aberrante é uma consequência de alterações no ambiente do mesênquima paraxial e não é autónoma das células da crista neural. Como o ErbB4 é normalmente expresso em r3 e r5, este fenótipo reflecte defeitos de sinalização entre o rombencéfalo e o ambiente adjacente. Também destaca a presença de mecanismos adicionais que limitam a mistura de células da crista neural, uma vez que, em embriões mutantes, as correntes da crista neural permanecem segregadas à medida que migram através dos arcos branquiais. Até à data, foram identificadas poucas moléculas que influenciam a trajetória das células da crista neural craniana. No entanto, a presença de um inibidor do crescimento neural no mesênquima adjacente a r3 pode ser parte do mecanismo que limita a migração lateral das células da crista neural a partir de r3.

Os dados obtidos principalmente a partir de análises em embriões de rã sugerem que a sinalização celular bidirecional Eph/efrina desempenha um papel importante na manutenção da segregação ventral dos fluxos de células da crista neural. Análises futuras de outras famílias de genes envolvidos na orientação axonal, como as semaforinas, slit/robo e neuropilinas, poderão também revelar-se importantes reguladores da migração das células da crista neural craniana. Os diferentes mecanismos observados em diferentes

espécies podem estar relacionados com as interações tecidulares específicas que as células da crista neural sofrem durante a migração.
Na rã e no peixe-zebra, as células da crista neural interagem principalmente com a endoderme, ao passo que no rato e na galinha foram relatadas interações com a mesoderme, a ectoderme e a endoderme. Independentemente do mecanismo utilizado para estruturar a migração das células da crista neural craniana, a segregação das células da crista neural em fluxos distintos na cabeça dos vertebrados é essencial para separar as células da crista neural que expressam Hox das que não o fazem.
Isto é confirmado pelo facto de a sobre-expressão de Hox a2 nas células da crista neural do primeiro arco branquial transformar a identidade do primeiro arco na de um segundo arco, o que suprime a formação da mandíbula. Por outro lado, nos ratinhos mutantes nulos de Hoxa2, o segundo arco é transformado no primeiro arco, resultando na duplicação das estruturas esqueléticas do primeiro arco. Este facto realça a incompatibilidade entre a expressão de Hoxa2 e a formação da mandíbula.
A segregação dos fluxos da crista neural também impede a fusão dos gânglios cranianos, como demonstrado por uma série de mutações em ratinhos em que se permitiu a mistura dos fluxos da crista neural. Por conseguinte, a segregação das células da crista neural em fluxos distintos é um pré-requisito para a formação correta da mandíbula e subsequente desenvolvimento normal da cabeça.

Na formação da mandíbula, há contribuições celulares de todas as três camadas germinativas embrionárias: a mesoderme faríngea, a endoderme e a crista neural, que migra da ectoderme. É necessária uma migração significativa da crista neural e as células da crista formam mais de 20 ossos diferentes no esqueleto da mandíbula do rato, cada um com um tamanho e forma distintos. Pouco se sabe sobre como os ossos individuais são especificados durante estes rearranjos celulares ou como a sua formação é coordenada com os tecidos circundantes.

INTERACÇÕES ENTRE O EPITÉLIO E O MESÊNQUIMA NA ODONTOGÉNESE

O primeiro sinal morfológico do desenvolvimento dos dentes é uma faixa estreita de epitélio espessado (faixa epitelial primária) na mandíbula e na maxila em desenvolvimento, que forma quatro zonas, uma em cada quadrante. Estas bandas especificam a zona do epitélio a partir da qual os dentes se podem formar. A posição das bandas determina e limita, portanto, o local de formação dos dentes na mandíbula e na maxila. Os botões dentários formam-se em locais discretos dentro dessas faixas por espessamento secundário do epitélio e invaginação no ectomesênquima subjacente.

São descritas seis fases para o desenvolvimento de cada dente e os processos são os mesmos, quer se trate de um dente de leite ou de um dente permanente. Os estágios incluem a primeira lamela ou iniciação, durante a qual o tecido germinativo dentário é formado; a segunda fase, o botão, durante a qual se desenvolve a anlage responsável pela produção do esmalte; a terceira fase, o capuz, durante a qual as células do botão dentário aumentam em número, alargam-se e sofrem alterações citomorfológicas para chegar à quarta fase, o sino, durante a qual as alterações histomorfológicas resultam no estabelecimento de um órgão de esmalte de quatro camadas pronto para iniciar as actividades da quinta fase, a aposição e a calcificação, durante a qual o tecido coronal, as matrizes de esmalte e de dentina são elaboradas e mineralizadas. Na fase final ou sexta fase, a erupção do dente, o crescimento e o alongamento da raiz deslocam com sucesso a coroa do ambiente intraósseo para o intra-oral.

Durante a primeira fase do desenvolvimento do dente, o aumento da atividade mitótica numa parte específica do ectoderma estomodeal das duas arcadas superiores produz um espessamento proeminente que mergulha no mesênquima adjacente. A proliferação epitelial progride bilateralmente e acaba por formar duas bandas em forma de ferradura que definem as futuras arcadas dentárias superior e inferior no estomodeu. Inicialmente, os espessamentos são superficiais, mas após uma semana, devido ao desenvolvimento síncrono do epitélio e do mesênquima, o primeiro implanta-se mais profundamente no segundo. A faixa germinativa de epitélio ectodérmico que envolve as futuras arcadas maxilar e mandibular é a lâmina dentária.

O tecido conjuntivo que envolve a ponta da lâmina dentária tem a forma de uma bainha. A bainha, mais tarde no desenvolvimento, é denominada folículo pericoronário ou saco dentário, que se inicia no início do estabelecimento do primórdio dentário, protegendo-o inicialmente. Mais tarde, protege os tecidos dentários de períodos posteriores do desenvolvimento.

BUD STAGE (Dental Anlagen)

Poucos dias após a formação da lâmina dentária, surgem na superfície vestibular da lâmina dentária, em dez áreas específicas e aproximadas das arcadas mandibular e maxilar, protuberâncias em forma de botão. Estes crescimentos são essenciais para os dentes de leite e são conhecidos como botões dentários, primórdios dentários ou anlagen dentários.

Os primeiros primórdios formados são os dos incisivos da arcada mandibular. Alguns dias depois, aparecem os incisivos maxilares e, na oitava semana, estão estabelecidos os primórdios de todos os dentes decíduos de ambas as arcadas.

Os componentes do botão são uma massa compacta de células semelhantes. Por outras palavras, com exceção do núcleo, os componentes celulares são morfológica e citologicamente semelhantes. As células que cobrem o botão e, portanto, interferem com o mesênquima, têm forma cuboidal a cilíndrica baixa. Enquanto a lâmina basal que cobre a maior parte do botão segue de perto o contorno das bases celulares, o mesmo não acontece com as células da superfície superior. A forma das células centrais varia de redonda a estrelada, com espaços intercelulares proeminentes. Estudos de microscopia eletrónica destas células revelam que as populações de organelos são grandes em relação à sua falta de maturidade. As acumulações perinucleares de tonofilamentos são particularmente proeminentes. Uma zona ectoplasmática está presente na maioria dos componentes celulares do botão, mas é particularmente larga nas células que delimitam áreas onde a lâmina basal não segue o contorno das bases celulares. Estas caraterísticas, a largura da camada ectoplasmática e a não conformidade da lâmina basal, tendem a sugerir que estão associadas ao movimento celular e, mais particularmente, à reorganização das células primordiais durante a transformação da fase do botão para a fase de gorro.

ETAPA CAP

A terceira fase ou capa é um período de proliferação que continua até que o primórdio dentário atinja a maturidade ou adquira capacidades funcionais: produção de dentina (dentinogénese) e de esmalte (amelogénese). À medida que as células do primórdio dentário continuam a proliferar e a crescer, os espaços intercelulares alargam-se, nomeadamente os do núcleo. Estas actividades aumentam a massa e o volume das células primordiais. Como essas atividades ocorrem mais em áreas selecionadas, como a inclinação e a crista do primórdio, e talvez como resultado do aumento da atividade mitótica do mesênquima na borda inferior do botão, uma concavidade é produzida. À medida que o primórdio se expande, cada vez mais mesênquima se aloja na concavidade alargada e o botão epitelial transforma-se rapidamente numa estrutura em forma de tampa ou taça. O tecido conjuntivo que reveste o epitélio da calota é denominado papila dentária e é dentado para se tornar a polpa dentária.

Os movimentos ou rearranjos celulares contínuos provocados pelas forças de crescimento levam a alterações na forma da papila. No início da proliferação, as células que formam o revestimento interno do chapéu e que, por conseguinte, cobrem a papila com tecido conjuntivo, são fracamente cilíndricas. As células da superfície externa do chapéu, desde o bordo até à coroa, são cuboidais. As células centrais, no entanto, são polimorfas e têm grandes espaços intercelulares. As células imediatamente acima do revestimento interno são poligonais. No início do desenvolvimento da calota, uma concentração esferoide de células dispostas de forma concêntrica, observada na borda inferior do germe dentário, penetra no mesênquima adjacente, o que é conhecido como nódulo do esmalte ou nódulo de Ahren. À medida que o órgão dentário aumenta de tamanho, o nódulo do esmalte incorpora-se na substância do chapéu e só é visível no interior do mesmo.

O cordão do esmalte estende-se supralateralmente a partir do nódulo do esmalte. A projeção do nódulo do esmalte no mesênquima delimita as partes lingual e vestibular da papila dentária. O nódulo e o cordão do esmalte têm vida curta e desaparecem antes do final do estágio de capa ou do início do estágio de sino.

Os estudos de microscopia eletrónica do germe dentário na fase de capuz revelam que as células que revestem a papila dentária são fracamente colunares e muito compactadas; a interdigitação dos processos e os contactos desmossómicos são, por conseguinte, escassos. Os núcleos ocupam uma grande parte do volume celular e os complexos de Golgi estão confinados ao segmento basal (pólo celular oposto à lâmina basal) da célula. Os outros organelos estão geralmente distribuídos pelo citoplasma.

As células da crista são irregularmente cilíndricas e os espaços intercelulares são maiores do que noutras áreas da superfície da tampa. A periferia das células tem uma zona ectoplasmática pronunciada. Estas caraterísticas tendem a sugerir que a lâmina basal desta área da calote dirige o trajeto de migração das células no alargamento e transformação do germe dentário da calote em sino. As caraterísticas citológicas das células da crista da calota incluem populações aumentadas de organelos, particularmente componentes do Golgi e retículo endoplasmático. O núcleo adopta uma posição mais polar.

As células centrais da capa são redondas, estreladas ou fusiformes e estão separadas por grandes espaços intercelulares. Os processos são interdigitados e os processos celulares adjacentes comunicam através de desmossomas. A zona ectoplasmática é proeminente e os núcleos estão localizados centralmente. Os organelos estão presentes em quantidades moderadas.

CENA DO SINO

À medida que o órgão dentário cresce, amadurece e se diferencia, quatro locais são claramente estabelecidos: o epitélio interno do esmalte, o epitélio externo do esmalte, o stratum intermedium e o retículo estrelado. O órgão de quatro camadas do esmalte, que evoluiu de uma estrutura em forma de tampa para uma estrutura em forma de sino, é considerado como estando no estádio de desenvolvimento morfo-histodiferenciado. Isto significa que a forma definitiva ou em forma de sino do órgão do esmalte foi estabelecida e que as quatro camadas estão diferenciadas e podem ser identificadas ao microscópio de luz. Com exceção do retículo estrelado, que ocupa o núcleo e a maior parte do órgão dentário e é assim designado devido à disposição dos seus componentes estrelados em forma de retículo, as outras três camadas são designadas de acordo com a sua localização. O epitélio externo do esmalte é assim chamado porque forma o revestimento interno do sino, e o estrato intermédio porque se situa entre o retículo estrelado e o epitélio interno do esmalte.

A transição da calota para um órgão dentário em forma de sino ocorre no embrião, que tem entre 100 e 160 mm de comprimento, consoante o dente em causa. A transição envolve não apenas um aumento nos aspectos dimensionais, mas também um aprofundamento da concavidade inferior, que acomoda uma papila dentária conjuntival muito aumentada e elevada. Nesta fase, a papila conjuntival simula a morfologia da polpa presumida[53].

3 PAPEL DOS GENES HOMEOBOX

Uma das observações interessantes sobre a localização dos genes homeobox expressos durante o desenvolvimento dentário é que, para muitos genes, a expressão não é restrita ao epitélio dentário ou às células mesenquimais. Isso é particularmente evidente para o gene homeobox Msx-2, que apresenta expressão espacialmente restrita em células epiteliais e mesenquimais durante o desenvolvimento do dente. Mais importante ainda, a expressão precoce de Msx-2 antes da formação do botão dentário também é encontrada em células epiteliais e mesenquimais. Msx-2 é expressa nas extremidades distais do mesênquima das arcadas mandibular e maxilar. Msx-1, um parente próximo de Msx-2, é expresso num domínio do ectomesênquima semelhante ao de Msx-2, mas estende-se ligeiramente mais proximalmente do que Msx-2. Msx-1 não é expresso no epitélio oral. Estes domínios distintos de expressão precoce de Msx-1 e -2 no epitélio e no mesênquima sugerem um possível papel para estes genes na iniciação da banda epitelial primária.

As provas experimentais de um possível papel destes genes no início do desenvolvimento dos dentes provêm de experiências in vivo utilizando mutagénese dirigida e de experiências in vitro envolvendo culturas de explantes de germes dentários precoces. A mutação dirigida do gene Msx-1 resulta na paragem do desenvolvimento de todos os dentes na fase inicial do botão. Da mesma forma, foi demonstrado que as mutações no gene MSX-1 estão associadas à agenesia dentária em humanos. Como o Msx-1 é expresso em altos níveis no mesênquima de condensação no estágio de broto, isso sugere que o Msx-1 é necessário para uma via de sinalização do mesênquima do broto para o epitélio dentário na histogênese do dente, mas não para a iniciação do broto dentário. Experiências de recombinação mostraram que após um sinal inicial (possivelmente Bmp-4 ou Shh), do epitélio espessado para o mesênquima subjacente, a direção da comunicação é então invertida e os sinais passam do mesênquima em condensação para o botão epitelial. O fenótipo desdentado dos mutantes Msx-1 implica que Msx-1 regula a expressão destas moléculas de sinalização. Uma possível molécula de sinalização candidata é a Bmp-4 e, de facto, os níveis de expressão de Bmp-4 no mesênquima do botão dentário dos mutantes Msx-1 estão reduzidos. Além disso, o desenvolvimento dentário em mutantes Msx-1 pode ser recuperado pela adição de esferas revestidas com Bmp-4, pelo que há boas razões para que Msx-1 regule Bmp-4 no mesênquima de condensação. Embora os mutantes Msx-1 apresentem um fenótipo dentário claro, a paragem não ocorre na fase de iniciação, ou seja, quando os botões dentários são produzidos.

O principal requisito do Msx-1 parece ser, portanto, a sinalização entre o mesênquima e o epitélio na fase de botão. Embora seja possível que a mutação visada seja

não está completamente ausente (apenas a terceira hélice é eliminada no alelo mutante), é mais provável que Msx-2 e/ou Dlx-2 compensem a perda de Msx-1 na iniciação do dente. Msx-

2 foram gerados e parecem mostrar um desenvolvimento dentário inicial normal. No entanto, é significativo que o desenvolvimento dentário nos mutantes duplos Msx-1/Msx-2 seja interrompido antes da fase de botão dentário e que a iniciação não ocorra de todo na ausência de ambos os genes. Há, portanto, fortes evidências in vivo para apoiar um papel para esses genes na iniciação.

Lef-1 é um fator de transcrição pertencente à família HMG-box de proteínas de ligação ao ADN, a mais conhecida das quais é o gene SRY, determinante do sexo dos mamíferos. Lef-1 está intimamente relacionado com outra proteína, Tcf-1, e estes genes surgiram provavelmente por duplicação de um único gene ancestral. Lef-1 e Tcf-1 têm um perfil de expressão muito semelhante durante o desenvolvimento dos dentes e são ambos expressos

em linfócitos T. A função destes dois genes foi estudada no âmbito de um projeto de investigação. A função destes dois genes foi estudada através da desativação de genes específicos onde, surpreendentemente, os fenótipos produzidos eram muito diferentes. Os ratinhos mutantes Lef-1 têm o desenvolvimento dentário parado na fase de botão (como os ratinhos Msx-1 -/-) e não apresentam defeitos importantes nos linfócitos T. Os mutantes Tcf-1 têm um desenvolvimento dentário normal. Os mutantes Tcf-1 têm um desenvolvimento dentário normal mas uma função das células T gravemente afetada. Uma hipótese possível é a seguinte
que o gene arquetípico é expresso e necessário para o desenvolvimento dos dentes e que o Tcf-1, duplicado a partir do Lef-1, adquiriu uma nova função nas células T, mas que não é necessária para o desenvolvimento dos dentes. Lef-1 é expresso em espessamentos epiteliais secundários e no mesênquima de condensação do botão dentário num domínio semelhante ao de Msx-1. Como o desenvolvimento do dente em mutantes Lef-1 é interrompido na fase de botão, pensou-se inicialmente que Lef-1 seria necessário para iniciar a via de sinalização das moléculas do mesênquima de condensação para o epitélio do botão dentário, como faz Msx-1. No entanto, experiências detalhadas de recombinação utilizando epitélios e mesênquimas mutantes de Lef-1 e de tipo selvagem mostraram que Lef-1 é necessário no epitélio espessado inicial para o desenvolvimento do dente. Assim, a recombinação do epitélio mutante Lef-1 com o mesênquima de tipo selvagem não permite o desenvolvimento do dente, enquanto a recombinação recíproca do mesênquima mutante e do epitélio oral de tipo selvagem permite o desenvolvimento normal do dente in vitro. Além disso, a necessidade de Lef-1 no epitélio espessado é transitória, uma vez que o mesênquima mutante, cultivado com epitélio de tipo selvagem, depois dissociado e recultivado com epitélio mutante, dá origem ao desenvolvimento normal do dente, indicando que os sinais regulados por Lef-1 foram iniciados no mesênquima mutante pelo epitélio de tipo selvagem. Curiosamente, a expressão de Tcf-1 é pouco detetável no epitélio, mas a

expressão mesenquimal sobrepõe-se à de Lef-1, explicando por que razão Tcf-1 não pode compensar a perda da função de Lef-1 no desenvolvimento do botão dentário. A possibilidade de a expressão de Lef-1 no epitélio ser suficiente para induzir o desenvolvimento dentário advém de experiências de expressão ectópica em ratinhos transgénicos utilizando um promotor da queratina 14 que produziu dentes ectópicos.

A via genética em que Lef-1 está envolvido está a começar a ser elucidada, fornecendo informações importantes sobre o controlo do desenvolvimento do dente na fase de botão. Lef-1 interage com p-catenina no citoplasma da célula, levando ao transporte da proteína Lef-1 para o núcleo. A p-catenina é um componente da molécula de adesão celular E-caderina, cuja expressão está localizada nos espessamentos epiteliais do dente. Foi demonstrado que a p-catenina está a jusante da sinalização Wnt em Xenopus e, dado que alguns genes Wnt se colocalizam com Lef-1 e E-caderina nos espessamentos epiteliais dentários, uma via que envolva a regulação Wnt da expressão de Lef-1, levando à ativação da E-caderina com a p-catenina como intermediário, poderia ser importante no desenvolvimento precoce do dente.

O PAPEL DAS MOLÉCULAS DE SINALIZAÇÃO

O aparelho maxilar dos mamíferos deriva dos primeiros derivados do arco branquial, os processos maxilar e mandibular, e é constituído por um grupo de estruturas altamente especializadas. As principais são os componentes esqueléticos da mandíbula e da maxila e os dentes da dentição madura. As interações de sinalização entre o ectoderma estomático e as células ectomesenquimais derivadas da crista neural subjacente que povoam esta região são essenciais para o desenvolvimento destas estruturas. Evidências recentes sugerem que, no embrião inicial do rato, a expressão regionalmente restrita de genes contendo homeobox, tais como os membros das classes Dlx, Lhx e Gsc, é responsável pela criação da polaridade precoce no primeiro arco branquial e pelo estabelecimento da base molecular para a modelação dos elementos esqueléticos. Os dentes também se desenvolvem no primeiro arco branquial e derivam tanto do ectoderma como do ectomesênquima subjacente. As interações recíprocas de sinalização entre estas populações celulares também controlam o programa de desenvolvimento odontogénico, desde a estruturação precoce do futuro eixo dentário até ao início do desenvolvimento dos dentes em locais específicos do ectoderma. Em particular, os membros das famílias de moléculas de sinalização Fgf (fator de crescimento dos fibroblastos), Bmp, Hedgehog e Wnt induzem uma expressão regional restrita de genes alvo a jusante no ectomesênquima odontogénico. Por fim, os processos de morfogénese e diferenciação celular geram um dente específico da classe. A maioria das interações genéticas envolvidas no desenvolvimento precoce do dente medeia estes efeitos através da atividade de centros de sinalização localizados no germe dentário em desenvolvimento.

O desenvolvimento de cada dente envolve interações epitelial-mesenquimal que são mediadas por sinais partilhados com outros órgãos. Alguns pormenores moleculares das redes de sinalização foram estabelecidos, particularmente nas famílias de sinais BMP, FGF, Hh e Wnt, principalmente através da análise da expressão genética e das respostas de sinalização em ratinhos knock-out cujo desenvolvimento dentário é interrompido. Evidências recentes sugerem que a mesma cascata de sinalização é usada repetidamente ao longo do desenvolvimento dentário. A determinação sucessiva da região do dente, do tipo de dente, da base da coroa dentária e das cúspides individuais envolve sinais que regulam o crescimento e a diferenciação dos tecidos. A progressão da morfogénese dentária é pontuada por centros de sinalização transitórios no epitélio que correspondem ao início dos botões dentários, coroas dentárias e cúspides individuais. Os dois últimos centros de sinalização, o nódulo do esmalte primário e o nódulo do esmalte secundário, foram bem caracterizados e pensa-se que dirigem o crescimento diferencial e a subsequente dobragem do epitélio dentário. Vários membros da família de sinais FGF têm sido implicados no controlo da proliferação celular em torno dos nódulos do esmalte que não se dividem. A indução espácio-temporal dos nódulos secundários do esmalte determina os padrões das cúspides de cada dente e provavelmente envolve a ativação e inibição repetidas da sinalização, tal como foi sugerido para a formação de outros órgãos epiteliais.

PAPEL NA SEQUÊNCIA DE EVENTOS NO DESENVOLVIMENTO DOS DENTES

Um aspeto caraterístico do desenvolvimento dentário é o aparecimento repetido de centros de sinalização transitórios no epitélio durante as fases morfogenéticas chave. Estes centros de sinalização (a vermelho) expressam mais de dez moléculas de sinalização diferentes, incluindo SHH (sonic hedgehog) e várias BMPs (proteínas morfogenéticas ósseas, pertencentes à superfamília TGF0), FGF e Wnts. Os primeiros centros de sinalização surgem nos placódios dentários aquando do início do brotamento epitelial. Posteriormente, durante a transição bud-cap, surgem os centros de sinalização do nódulo do esmalte. Estes regulam a progressão da morfogénese da coroa dentária e controlam o início dos nódulos secundários do esmalte nos locais das pregas epiteliais que marcam a formação das cúspides. A indução do mesênquima odontogénico por BMPs epiteliais e FGFs é um evento de sinalização precoce no desenvolvimento do dente. Estudos de recombinação de tecidos mostraram que os sinais epiteliais induzem no mesênquima a competência para instruir a morfogénese dentária subsequente. As BMPs e os FGFs induzem a expressão de vários factores de transcrição mesenquimais, muitos dos quais são necessários para o desenvolvimento contínuo dos dentes. Por exemplo, os dentes estão ausentes em mutantes duplos *Msx1* e *Msx2, Dlx1* e *Dlx2,* bem como em ratinhos *Pax9* nulos.

A Msx1 não só é expressa no mesênquima dentário em resposta a sinais epiteliais, como também regula a expressão recíproca de sinais indutores no mesênquima que, por sua vez, actuam no epitélio dentário.

As funções destes genes são necessárias para o desenvolvimento normal dos dentes nos ratos e, para alguns deles, nos seres humanos. Os primeiros sinais epiteliais induzem a expressão de moléculas de sinalização recíproca no mesênquima, incluindo activina, FGF e BMP4, que actuam por sua vez no epitélio e regulam a formação do placode dentário. Além disso, Wnts e TNF sinalizam a ectodisplasina, secretada por células ectodérmicas, regulando o desenvolvimento do placo.

Os sinais placodais regulam então o brotamento epitelial e a condensação das células mesenquimais. Mantêm a expressão de factores de transcrição previamente induzidos no mesênquima e induzem a expressão de novos genes, como o fator de transcrição *Runx2* e o sinal *Fgf3,* que regulam a morfogénese epitelial desde o botão até à fase de capuz. Nesta altura, a BMP4 mesenquimal é necessária para a formação do nódulo do esmalte na ponta do botão. Induz a expressão de *p21*, que está associada à saída das células do nódulo do ciclo celular. O recetor Edar também é induzido no nódulo do esmalte, tornando as células sensíveis à sinalização da ectodisplasina do TNF, que é expressa no epitélio que flanqueia o botão dentário. A sinalização da ectodisplasina-edar regula a formação e, possivelmente, a atividade de sinalização do nódulo do esmalte. As células do nódulo do esmalte expressam, em padrões aninhados, várias moléculas de sinalização, incluindo *Shh, Bmp-2, Bmp-4* e *Bmp-7, Fgf-3, Fgf-4, Fgf-9* e *Fgf-20*, bem como *Wnt-3, Wnt-10a* e *Wnt-10b.*

As interações epitelial-mesenquimal regem o desenvolvimento de órgãos epidérmicos como os dentes. Durante os estágios iniciais do desenvolvimento do dente, ocorre um espessamento local do ectoderma, expressando uma série de moléculas sinalizadoras. Pensa-se que essas moléculas, por sua vez, sinalizam o mesênquima subjacente para iniciar a condensação mesenquimal e o desenvolvimento do dente. Por exemplo, o Bmp4, expresso pelo epitélio, induz *Msx1* e *Lef1*, bem como a si próprio no mesênquima subjacente. O papel de quatro moléculas de sinalização epitelial, Bmp2, Shh, Wnt10a e Wnt10b, em cascatas indutivas iniciais governa o desenvolvimento do dente. Todos os quatro genes são especificamente expressos no epitélio entre E11.0 e E12.0, quando a morfogénese dentária aparece pela primeira vez. Embora Shh, Bmp2 e Wnt10b tenham perfis de expressão semelhantes, se não idênticos, cada sinal tem uma ação molecular distinta no mesênquima da mandíbula. Enquanto Shh e Wnt10b podem induzir alvos Hedgehog e Wnt gerais, *Ptc* e *Gli* para Shh *e Lefl para* Wnt10b, apenas Bmp2 é capaz de induzir a expressão específica do dente de *Msxl.* Existem, portanto, alvos distintos para as três vias. Curiosamente, tanto os sinais Bmp como Wnt activam a via Lef1, tornando-a candidata à integração das duas vias de sinalização distintas.

A expressão *de Fgf-4* e *Fgf-9* foi aumentada no nó primário do esmalte, que é um centro de sinalização putativo que regula a forma do dente. Subsequentemente, *Fgf-4* e *Fgf-9* foram expressos em nódulos secundários do esmalte nas cúspides dentárias. A expressão *de Fgf-9* espalhou-se do nódulo primário do esmalte para o epitélio interno do esmalte, onde permaneceu até aos 18 anos de idade. Nos incisivos em crescimento contínuo, a expressão *de Fgf-9* persistiu no epitélio das alças cervicais. Os efeitos do FGF foram analisados na expressão dos factores de transcrição *Msx-1* e *Msx-2*, que contêm homeobox e que estão associados a interações teciduláres e são regulados pelo epitélio dentário. A aplicação local de FGF-4, -8 e -9 estimulou intensamente a expressão de *Msx-1* mas não *de Msx-2* no mesênquima dentário isolado. Foi sugerido que os três FGFs actuam como sinais epiteliais mediando interações indutivas entre o epitélio dentário e o mesênquima durante várias fases sucessivas da formação do dente. O FGF-9 pode também estar envolvido na diferenciação de odontoblastos.

A co-expressão de *Fgfs* com outras moléculas de sinalização, incluindo *Shh* e várias *Bmps*, e os seus efeitos parcialmente semelhantes sugerem que os FGFs participam em redes de sinalização durante a odontogénese. *O Fgf-9* foi isolado pela primeira vez a partir de células de glioma humano e os seus mRNAs foram localizados no rim e no cérebro de ratos adultos por Northern blot. Por hibridação in situ, os transcritos *de Fgf-9* foram observados preferencialmente em neurónios cerebrais. A expressão repetida dos ARNm *do Fgf-9* no epitélio dos rebentos dentários, em particular no epitélio dentário E11, conhecido por induzir o desenvolvimento dos dentes, e no nódulo do esmalte primário (E14), que é um centro de sinalização embrionário putativo, sugere que *o Fgf-9* é uma molécula de sinalização importante para os dentes. Estudos experimentais de recombinação de tecidos mostraram que o epitélio dentário inicial (E11, quando o espessamento é evidente) afecta o mesênquima subjacente de várias formas. Estimula a proliferação celular, previne a apoptose e regula a expressão de numerosas moléculas.

Os factores de transcrição induzidos pelo epitélio dentário no mesênquima incluem os genes *Msx-1, Msx-2, Egr-1, Lef-1* e *Pax-9*. Além disso, as moléculas da superfície celular e da matriz extracelular, como o sindecan e a tenascina, são reguladas positivamente pelo epitélio dentário, o que pode influenciar a condensação das células mesenquimais. O epitélio também induz a expressão de moléculas sinalizadoras como o *Bmp-4*, que pode funcionar como um sinal recíproco subsequente do mesênquima para o epitélio. O FGF-8 e o FGF-9 são sinais epiteliais putativos que são expressos no momento e local corretos, e também imitam parcialmente o epitélio quando aplicados com esferas no mesênquima dentário.

A morfogénese de todos os apêndices epiteliais é regulada por uma sequência de interações recíprocas entre os componentes do tecido epitelial e mesenquimal. O epitélio dentário presuntivo regula o desenvolvimento do dente antes da fase de botão. Como demonstrado por Kollar e Baird, a papila dentária dos dentes na fase de capuz e sino regula o desenvolvimento da forma do dente, ou seja, um dente molar se desenvolve quando o mesênquima molar é cultivado com o epitélio incisal e vice-versa. Além disso, o mesênquima dentário é capaz de ordenar a diferenciação dos ameloblastos e a secreção de esmalte no epitélio não dentário. Assim, para além da morfogénese, a diferenciação celular é também regulada por interações epiteliais-mesenquimatosas.

Os dentes são um dos órgãos em que a base molecular da sinalização epitelial-mesenquimal tem sido amplamente elucidada nos últimos anos. Numerosas moléculas sinalizadoras e factores de crescimento pertencentes a várias famílias diferentes e os seus receptores específicos têm sido associados à sinalização epitelial-mesenquimal durante a morfogénese dentária. É evidente que a expressão localizada de sinais e receptores é determinada pelas interações epiteliais-mesenquimatosas. A análise por hibridação in situ dos perfis de expressão de sinais individuais e dos seus receptores indica que, nalguns casos, estes se restringem aos tecidos epiteliais ou mesenquimatosos e, por vezes, a determinadas fases de desenvolvimento. No entanto, em muitos casos, os sinais parecem ser utilizados repetidamente durante fases sucessivas da morfogénese e/ou parecem transferir mensagens em ambas as direcções entre tecidos em interação.

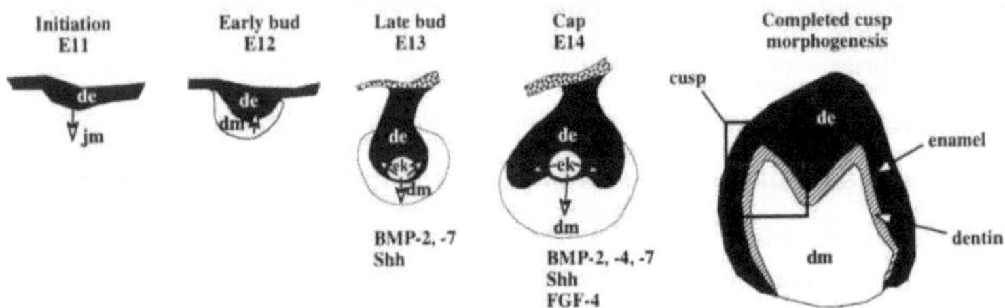

Fig. 3: Ilustração esquemática do desenvolvimento do dente e dos papéis das interações epitélio-mesenquimal e do nódulo do esmalte na regulação da morfogénese. Durante o início do desenvolvimento do dente, o epitélio exerce influências indutoras sobre o mesênquima, nas quais as BMPs podem estar envolvidas (seta). Durante a fase de botão, os sinais derivados do mesênquima regulam a morfogénese epitelial e provavelmente induzem a formação do nódulo do esmalte. Os sinais expressos pelo nódulo do esmalte podem atuar tanto no mesênquima como como sinais planares no epitélio (setas).

Na fase de broto tardio, os sinais incluem Shh, BMP-2 e BMP-7, e na fase de capuz, além desses sinais, BMP-4 e FGF4. Pensa-se que o nódulo do esmalte possui informação posicional para a morfogénese do dente e para regular o crescimento da cúspide dentária. Os padrões das cúspides são caraterísticos de diferentes tipos de dentes e espécies de vertebrados. de, epitélio dentário; dm, mesênquima dentário; ek, nodo do esmalte; jm, mesênquima da mandíbula.

INTERACÇÕES EPITELIAIS E MESENQUIMAIS O DESENVOLVIMENTO DAS GLÂNDULAS SALIVARES

Durante o desenvolvimento, os movimentos morfogenéticos das células e a proliferação selectiva de células juntam células e tecidos de diferentes origens. Esta associação resulta frequentemente em interações entre estes diferentes tecidos (interações tecidulares heterotípicas) que conduzem a alterações na via de desenvolvimento de um ou de ambos os tecidos em interação. Algumas destas interações parecem ser *"instrutivas"*, no sentido em que as alterações induzidas no tecido que reage são completamente novas e não teriam ocorrido se a interação específica não tivesse tido lugar. As alterações associadas à determinação (compromisso com uma função específica) da via de desenvolvimento de uma célula são geralmente induzidas por um evento interativo de natureza *"instrutiva"*. Outros tipos de interações heterotípicas são *"permissivas"*, no sentido em que facilitam a plena expressão de caraterísticas tecidulares já determinadas. Assim, as interações *"instrutivas"* tendem a restringir as opções de desenvolvimento da célula, enquanto as interações *"permissivas"* regulam ou amplificam o grau de expressão ou estabilização do potencial de desenvolvimento remanescente da célula. As interações tecidulares heterotípicas entre o mesênquima e o epitélio desempenham um papel importante na indução e no controlo da morfogénese e da citodiferenciação das glândulas salivares em desenvolvimento. Estas interações facilitam a transmissão de informações *"instrutivas"* e/ou *"permissivas"*, colocando moléculas específicas da matriz extracelular, direta ou indiretamente, em contacto com a superfície celular das células epiteliais das glândulas salivares em desenvolvimento. Durante o último terço da vida fetal, as células epiteliais orais específicas são induzidas pela primeira vez a agregar-se, a proliferar e a iniciar a síntese de baixo ruído de proteínas secretoras salivares.

Estas proteínas não se encontram em células adjacentes não induzidas são, portanto, proteínas específicas da glândula que distinguem as células que as sintetizam como sendo glândulas salivares na natureza. Os factores que induzem esta fase inicial do desenvolvimento das glândulas salivares, embora ainda não identificados, são claramente de natureza *"instrutiva"*. A morfogénese glandular começa quando as células iniciais da anlage continuam a proliferar de uma forma altamente regulada, levando, em última análise, ao desenvolvimento do padrão de ramificação único caraterístico das glândulas salivares. Vários estudos indicaram que os factores que regulam o desenvolvimento do padrão de ramificação das glândulas salivares são de natureza *"instrutiva"*. Estes estudos mostraram que o mesênquima de tecidos com diferentes padrões de ramificação (pulmão, glândula salivar, rim) tem a capacidade de induzir o seu padrão de ramificação específico de órgão no epitélio de outros órgãos.

Uma vez estabelecido o padrão de ramificação, inicia-se o desenvolvimento das células secretoras. As fases iniciais do desenvolvimento das células secretoras caracterizam-se pela amplificação da síntese de proteínas secretoras e pelo desenvolvimento de uma estrutura celular adaptada à produção e acondicionamento contínuos de proteínas secretoras. Dado que a sequência de acontecimentos observados durante o desenvolvimento das células secretoras ocorre muito depois de as células terem começado a sintetizar proteínas secretoras específicas das glândulas, os mecanismos que controlam a citodiferenciação das células secretoras parecem ser de natureza *"permissiva"*.

Embora o estabelecimento do padrão de ramificação morfogenética glandular e a indução e amplificação da síntese de proteínas secretoras por células específicas no rudimento ocorram nas fases posteriores da vida fetal, há um crescimento glandular significativo e uma modulação do tipo de material secretor produzido pelas células acinares quando as glândulas atingem a maturidade várias semanas após o nascimento.

Os processos básicos da morfogénese glandular e da diferenciação das células secretoras são induzidos e estabelecidos pouco depois da indução inicial do desenvolvimento glandular. As fases subsequentes do crescimento glandular e do desenvolvimento das células secretoras parecem ser controladas por eventos *"permissivos"* que modulam os processos básicos já estabelecidos. Nas glândulas parótidas e submandibulares do rato e da ratazana, os processos de morfogénese e diferenciação são estabelecidos no período pré-natal, tal como o membro intracelular (o sistema gerador de AMP cíclico) do sistema de acoplamento estímulo-secreção.

Os transdutores de superfície celular de estímulos secretores externos, os receptores p-adrenérgicos, não aparecem na superfície das células acinares em desenvolvimento até muito depois do nascimento. O controlo neural funcional da secreção das células acinares nestas glândulas não está estabelecido até ao mesmo período.

INTERACÇÕES EPITELIAIS E MESENQUIMAIS NA MORFOGÉNESE DAS GLÂNDULAS SALIVARES

As glândulas salivares começam o seu desenvolvimento como rebentos descendentes de células epiteliais orais cobertas por uma densa rede de células mesenquimatosas. O crescimento contínuo da anlage leva à formação de um pedúnculo (precursor do sistema de ductos excretores principais) que termina numa massa globular de células chamada botão primário (precursor do sistema de ductos intralobulares e do compartimento acinar). O botão primário continua a ser envolvido por uma rede mesenquimal densa que permanece separada do tecido conjuntivo mesenquimal frouxo circundante.

O crescimento a partir da ponta do botão leva à formação de três a cinco ramos primários, que estabelecem o padrão básico de ramificação da glândula. Por sua vez, sob a influência do mesênquima circundante, cada ramo primário sofre um crescimento regulado a partir da sua ponta mais distal, dando origem ao padrão específico em forma de árvore caraterístico das glândulas salivares.

O crescimento diferencial contínuo a partir das pontas dos ramos recém-formados leva ao aumento da glândula e, finalmente, à formação de lóbulos no parênquima glandular. É interessante notar que trabalhos recentes indicam que a morfogénese ramificada pode ocorrer mesmo quando o crescimento do rudimento é fortemente inibido. Esta observação sugere que vários processos de remodelação e actividades separáveis de regulação do crescimento estão envolvidos no complexo processo de morfogénese das glândulas salivares.

Vários estudos demonstraram que as interações epiteliais-mesenquimatosas entre o epitélio do anlage da glândula salivar e a sua cápsula mesenquimatosa controlam diretamente o desenvolvimento do padrão de ramificação caraterístico da glândula. O mesênquima parece controlar o comportamento do epitélio salivar através da produção e destruição selectiva de moléculas específicas da matriz extracelular. Estas moléculas de matriz extracelular são depositadas dentro e à volta da membrana basal, que serve de interface entre as células epiteliais e a cápsula mesenquimal que as rodeia.
A membrana basal epitelial é classicamente considerada como uma folha contínua de matriz extracelular que separa o epitélio do tecido conjuntivo circundante. As moléculas da matriz da membrana basal estão em contacto estreito com o epitélio e informações recentes indicam que existem proteínas integrais da membrana que actuam como receptores ou locais de ligação para vários componentes da lâmina basal. A membrana basal é composta por

uma mistura complexa de moléculas, incluindo proteoglicanos (sulfato de heparano, sulfato de condroitina), laminina, colagénio de tipo IV, fibronectina, sindecano e entactina. Muitos destes componentes interagem entre si, com componentes do tecido conjuntivo (como os colagénios de tipo I e III) que residem fora da membrana basal, e com receptores específicos na membrana basal das células epiteliais.
Estas interações moleculares permitem que as moléculas da membrana basal afectem direta ou indiretamente o comportamento das células epiteliais. A membrana basal é uma estrutura dinâmica que muda de composição durante o desenvolvimento e está constantemente a ser remodelada. A natureza dinâmica da composição molecular da membrana basal permite que a estrutura induza e mantenha alterações de desenvolvimento no epitélio incorporado. O papel da membrana basal na transdução de sinais "instrutivos" ou "permissivos" da matriz mesenquimal adjacente é importante na morfogénese e na citodiferenciação das glândulas salivares.

As observações de Borghese e Grobstein mostraram que o crescimento e a ramificação do rudimento da glândula submandibular eram inibidos quando a sua cápsula mesenquimal era removida.
Estes estudos foram os primeiros a identificar o importante papel da cápsula de tecido conjuntivo na regulação do desenvolvimento das glândulas salivares.
Grobstein sugeriu que a indução da morfogénese ramificada parecia ser causada por uma macromolécula difusível produzida pelo mesênquima capsular.
Grobstein e Cohen e Kall man e Grobstein forneceram dados que indicam que o colagénio, produzido pelo mesênquima capsular, era a molécula importante na regulação e manutenção do padrão de ramificação da glândula submandibular.

O colagénio actua como um componente estabilizador que inibe o crescimento celular em áreas específicas do rudimento da glândula salivar em crescimento, enquanto outras áreas não têm colagénio e podem, portanto, crescer. As áreas estabilizadas actuam como pontos fixos a partir dos quais as células morfogeneticamente activas podem dar origem a novos ramos. O colagénio parece ser capaz de reduzir o crescimento celular no ponto de ramificação e atuar como um ponto de estabilidade a partir do qual outras células, não inibidas pelo colagénio, podem sofrer mitose e desenvolver-se em novos ramos.

Parece que uma certa forma de atividade colagenolítica localizada ocorre nos pontos de crescimento para libertar seletivamente certas células do efeito estabilizador do colagénio ( ).

A síntese e a deposição de colagénio de tipo I e III parecem ser necessárias para a morfogénese dos ramos das glândulas salivares.

Embora a importância potencial dos glicosaminoglicanos na regulação da morfogénese das glândulas salivares tenha sido sugerida pela primeira vez por Kailman e Grobstein, foi o trabalho do laboratório de Bernfield que documentou o papel significativo da lâmina basal e dos seus componentes no controlo da morfogénese das glândulas salivares.

Os proteoglicanos e o colagénio de tipo I estão concentrados nas fendas ou nos pontos de ramificação, enquanto estas moléculas parecem estar ausentes ou mal distribuídas nas extremidades dos ramos. Outros estudos revelaram um aumento da degradação da membrana basal nas pontas dos ramos em crescimento, bem como diferenças regionais na renovação dos glicosaminoglicanos. Foi demonstrado que a renovação dos glicosaminoglicanos é controlada por uma hialuronidase neutra com especificidade para o proteoglicano de ácido hialurónico e sulfato de condroitina no tecido no momento em que se inicia a morfogénese da ramificação. À medida que a hialuronidase se torna ativa e a morfogénese progride, o tipo de glicosaminoglicanos produzidos muda de uma predominância de sulfato de condroitina para uma predominância de sulfato de heparano.

Na maturidade, o sulfato de heparano é o proteoglicano predominante produzido pelas unidades secretoras das glândulas salivares. Os colagénios de tipo I e III parecem impedir as hialuronidases e outras enzimas de digerir a membrana basal, ligando-se ao proteoglicano de sulfato de heparano e a outros componentes da membrana basal para estabilizar a lâmina basal. A deposição de colagénio de tipo III na fenda ou no ponto de bifurcação parece desempenhar um papel fundamental na regulação da montagem dos componentes da lâmina basal e na estabilização destes pontos para que a bifurcação possa continuar. Informações recentes sugerem que, em condições adequadas, os componentes da membrana basal se auto-montam e que a expressão e a produção dos componentes da matriz extracelular são reguladas pelo substrato sobre o qual as células repousam. O estroma mesenquimal circundante pode, portanto, afetar a síntese, a montagem e/ou a degradação da membrana basal. Desta forma, as matrizes extracelulares mesenquimatosa e basal, trabalhando em conjunto, parecem controlar e regular a morfogénese das glândulas salivares.

Thompson e Spooner estudaram o papel dos proteoglicanos no desenvolvimento das glândulas salivares, utilizando p-d-xilosídeo para inibir a montagem de cadeias de glicosaminoglicanos no núcleo proteico do proteoglicano.

Este tratamento de rudimentos de glândulas submandibulares em cultura bloqueou a morfogénese glandular através da inibição da síntese de proteoglicanos de sulfato de condroitina. Esta descoberta indica que o proteoglicano de sulfato de condroitina desempenha um papel importante na regulação da ramificação morfogenética das glândulas salivares. Estudos subsequentes demonstraram que o proteoglicano de sulfato de condroitina parece desempenhar um papel importante na regulação da morfogénese de vários órgãos ramificados, incluindo os rins e os pulmões.

INTERACÇÕES EPITELIAIS E MESENQUIMATOSAS NA DIFERENCIAÇÃO DE CÉLULAS SECRETORAS

Os eventos iniciais da diferenciação das células secretoras não ocorrem até algum tempo após o estabelecimento do padrão de ramificação caraterístico. Células estruturalmente indiferenciadas que produzem baixos níveis de proteínas secretoras são observadas no rudimento antes do início da morfogénese ramificada e a ramificação está bem estabelecida antes de os primeiros sinais estruturais finos de diferenciação das células secretoras se tornarem aparentes. O contacto direto entre as células epiteliais e mesenquimais do rudimento das glândulas salivares em desenvolvimento parece desempenhar um papel importante no desencadeamento da sequência de acontecimentos que conduzem à diferenciação das células secretoras nas glândulas salivares. Estes contactos são de natureza transitória e só são observados entre as células epiteliais nas pontas dos 4-12 ramos iniciais do rudimento primitivo e o denso mesênquima capsular que rodeia estas pontas. Contactos semelhantes foram descritos no desenvolvimento de botões renais, pulmonares e dentários.

Os dados de estudos de filtração *in vitro* apoiam um papel das moléculas difusíveis da matriz extracelular na indução e manutenção da morfogénese das glândulas salivares. No entanto, as informações desenvolvidas por Nordling e colegas e por Saxen sugerem que o tempo prolongado necessário para que a indução ocorra em experiências de transfiltração argumenta contra o papel das moléculas difusíveis na transferência de informações necessárias para a indução de tecidos.

Os seus dados sugerem que a transferência de informação indutiva pode ser mediada por contactos celulares diretos ou por materiais extracelulares ligados à membrana celular na área de contacto direto. Nos tecidos em desenvolvimento em que estes contactos foram descritos, os contactos parecem estar intimamente associados à diferenciação celular funcional e não à morfogénese. Além disso, foi observado material fibrilar, de estrutura semelhante à lâmina densa da membrana basal, na interface entre as membranas das células que interagem nestes contactos heterotípicos em todos os tecidos examinados. Provas mais diretas do papel destes contactos epiteliais-mesenquimatosos na diferenciação das células secretoras das glândulas salivares provêm de experiências *in vitro* em que estas interações foram evitadas separando o epitélio salivar em desenvolvimento do seu mesênquima capsular antes ou depois da fase em que os contactos ocorrem.

Quando o epitélio salivar foi separado do seu mesênquima antes das interações heterotípicas diretas célula-célula e depois colocado em cultura, não ocorreu a diferenciação das células secretoras. No entanto, se as células epiteliais do rudimento da glândula salivar fossem separadas do mesênquima capsular investidor e colocadas em cultura de células depois de estes contactos epiteliais-mesenquimatosos terem tido lugar, muitas células desenvolviam-se em células secretoras. Estas interações parecem transmitir sinais do tipo "permissivo" que iniciam a amplificação da síntese de proteínas secretoras nas glândulas salivares previamente induzidas. Uma vez transmitidos os sinais para a diferenciação das células secretoras, não é necessário que o mesênquima esteja continuamente presente para que o processo ocorra. É de notar que a obtenção da polaridade apical-basal caraterística das células secretoras parece requerer factores produzidos pelo mesênquima.

Na ausência de mesênquima capsular, as células secretoras amplificam a síntese de proteínas secretoras e empacotam o material em grânulos secretores. No entanto, as células não apresentam a polaridade apical-basal típica das células exócrinas das glândulas salivares. Além disso, o agrupamento das células em unidades acinares não é necessário para a diferenciação das células secretoras. Estas observações sugerem que o desenvolvimento do padrão morfogenético típico de ramificação glandular e a diferenciação das células secretoras nas glândulas salivares em desenvolvimento são processos parcialmente acoplados, mas regulados de forma independente. Além disso, a morfogénese a nível celular, tal como a morfogénese a nível glandular, parece requerer componentes da matriz extracelular de origem mesenquimal. Como indicado anteriormente, foi frequentemente observado material fibrilar entre as membranas opostas dos contactos diretos epiteliais-mesenquimais envolvidos na diferenciação das células secretoras. Este material era estruturalmente semelhante à lâmina densa da lâmina basal e sugeria um possível papel das moléculas da matriz extracelular associadas à membrana basal na regulação da diferenciação das células secretoras.

Em estudos recentes, rudimentos embrionários da glândula submandibular de ratos com 16 dias de idade foram cultivados na presença ou ausência de p-D-xilosídeo em condições conhecidas por permitirem a diferenciação de células secretoras. A ramificação dos rudimentos para além da fase em que foram cultivados foi bloqueada em mais de 90% dos rudimentos cultivados na presença de p-D-xilosídeo, confirmando os resultados de Spooner e colegas. No entanto, a diferenciação de células secretoras foi observada em mais de 70% dos rudimentos nos quais a morfogénese ramificada tinha sido inibida. A avaliação bioquímica do efeito do p- d-xilosídeo na síntese de glicosaminoglicanos/proteoglicanos indicou que a síntese de sulfato de condroitina foi especificamente inibida.

Esta observação é consistente com as de Spooner e colegas e sugere que, embora o proteoglicano de sulfato de condroitina desempenhe um papel importante na indução e manutenção da morfogénese da ramificação das glândulas salivares, este proteoglicano da membrana basal não desempenha um papel na indução ou manutenção da diferenciação das células secretoras nas glândulas salivares em desenvolvimento.

Os proteoglicanos desempenham um papel central na regulação da morfogénese das glândulas salivares e o proteoglicano de sulfato de condroitina parece ser claramente o principal proteoglicano a este respeito. A observação de que o proteoglicano de sulfato de condroitina não parece estar envolvido na regulação da diferenciação das células secretoras no rudimento em desenvolvimento confirma trabalhos anteriores que indicavam que a morfogénese e a citodiferenciação das glândulas salivares são processos parcialmente acoplados, mas regulados separadamente. Quando os rudimentos de glândula submandibular embrionária de rato são cultivados na presença de anticorpos policlonais ou monoclonais para vários componentes da matriz extracelular associados à membrana basal, parece que, para além do colagénio de tipo I e III e do proteoglicano de sulfato de condroitina, o colagénio de tipo IV e a laminina também desempenham um papel na regulação da morfogénese da glândula salivar.

O proteoglicano de sulfato de condroitina é a única molécula da matriz extracelular que demonstrou estar envolvida na morfogénese das glândulas salivares. O colagénio tipo IV e, em menor grau, a laminina demonstraram desempenhar um papel na regulação da diferenciação das células secretoras das glândulas salivares e, em certa medida, das células ductais. Quando os rudimentos embrionários da glândula submandibular foram cultivados na presença de um anticorpo anti-colagénio tipo IV, praticamente todos os rudimentos foram impedidos de continuar a morfogénese ramificada e a diferenciação das células secretoras não foi observada em nenhum destes rudimentos. Quando os rudimentos foram cultivados na presença de concentrações relativamente elevadas de anticorpos anti-laminina, observou-se uma morfogénese aberrante e uma diferenciação de células secretoras algo reduzida.

Em estudos mais recentes do laboratório, os rudimentos embrionários da glândula submandibular do rato foram colocados em culturas de órgãos pouco depois do estabelecimento do modelo de ramificação morfogenética, mas antes do início da citodiferenciação das células secretoras. Os rudimentos foram cultivados na presença de anticorpos policlonais purificados por afinidade contra o colagénio de tipo I, HI ou IV, tal como descrito anteriormente.

Todos os anticorpos inibiram a morfogénese adicional e o início da diferenciação das células secretoras através do desenvolvimento de rudimentos, indicando que, para além dos colagénios intersticiais (tipos I e III), o colagénio da membrana basal (tipo IV) desempenha um papel importante na regulação da morfogénese das glândulas salivares. Além disso, os colagénios de tipo I e III, bem como o colagénio de tipo IV, parecem estar envolvidos na regulação da diferenciação das células secretoras nas glândulas salivares. Em geral, estes dados indicam que vários componentes da membrana basal estão envolvidos na regulação da diferenciação das células secretoras.

Além disso, parece que a ligação parcial entre a morfogénese e as células secretoras é um fator determinante na evolução das espécies.

A diferenciação das glândulas salivares pode ser mediada por moléculas de colagénio, em particular o colagénio de tipo IV. É evidente que múltiplas moléculas da matriz extracelular estão envolvidas na regulação da morfogénese das glândulas salivares e na diferenciação das células secretoras ( ). Estas macromoléculas são depositadas perto das células epiteliais salivares para formar uma rede organizada, a membrana basal, que afecta a forma como as células epiteliais incorporadas interagem umas com as outras e as ancora em relações fixas com o tecido conjuntivo circundante. Estas matrizes extracelulares não são apenas suportes sobre os quais as células vivem e se desenvolvem, mas são também elementos dinâmicos na regulação ambiental do desenvolvimento glandular. O dinamismo da matriz parece ser mediado por alterações no desenvolvimento dos seus componentes e pelo desenvolvimento de receptores na superfície das células epiteliais que transduzem as forças ou influências exercidas pelas moléculas da matriz para as células epiteliais salivares que respondem.

Estas forças induzem alterações morfológicas nos tecidos e nas células, muito provavelmente através do citoesqueleto. Estas moléculas parecem também desempenhar um papel importante na estabilização da superfície das células epiteliais e, por conseguinte, no estabelecimento de domínios específicos da membrana basal. Este domínio basal da superfície celular parece ser um ponto de referência importante para o estabelecimento do domínio apical das células secretoras e, em última análise, para estabelecer a direccionalidade da função secretora nas células exócrinas salivares. As moléculas da matriz extracelular ligam-se e interagem umas com as outras e estas interações permitem que as moléculas localizadas a distâncias relativamente grandes das células que respondem (por exemplo, colagénios dos tipos I e III) exerçam os seus efeitos.

Nos últimos anos, foram descritas moléculas integradas na superfície das células epiteliais, como as integrinas e o sindecan, que se ligam especificamente a componentes da matriz extracelular. Estas moléculas associadas à superfície das células tornar-se-ão cada vez mais importantes para compreender como os sinais de desenvolvimento transmitidos ou mediados pelas moléculas da matriz extracelular da membrana basal e do mesênquima associado regulam a expressão de genes específicos e a função celular que conduz à morfogénese e à citodiferenciação das glândulas salivares. De facto, existem provas de que, pelo menos num sistema, as interações epiteliais-mesenquimatosas induzem a expressão de sindecan, um destes receptores da matriz extracelular na superfície celular. Esta descoberta sugere que um dos principais objectivos de certos tipos de interações epiteliais-mesenquimatosas pode ser a indução de moléculas associadas à superfície celular que podem atuar como receptores capazes de transmitir sinais de desenvolvimento subsequentes a partir da matriz extracelular. Estão em curso, em vários laboratórios, estudos que avaliam o papel do colagénio de tipo IV e de outros tipos de colagénio, bem como de várias outras moléculas da matriz extracelular (fibronectina, entactina, proteoglicano de sulfato de heparano) na regulação da diferenciação das células secretoras nas glândulas salivares em desenvolvimento e dos receptores da matriz da superfície celular. Estes estudos ajudarão a explicar o mecanismo de ação das moléculas envolvidas nas relações dependentes e independentes necessárias para a morfogénese e a citodiferenciação nas glândulas salivares.

4 INTERACÇÕES EPITELIAIS E MESENQUIMATOSAS NA FORMAÇÃO DE TUMORES E METÁSTASES

O cancro é geralmente caracterizado como uma doença resultante da proliferação ilimitada de células. No entanto, podem ser observados padrões de crescimento anormais em tumores benignos e alguns tecidos normais, como a medula óssea e o intestino, apresentam taxas de renovação celular mais elevadas do que as observadas na maioria dos cancros. Para além do aumento do crescimento, as caraterísticas clássicas da malignidade incluem a perda da arquitetura normal dos tecidos, a rutura dos limites dos tecidos, alterações do estroma, angiogénese e envolvimento de órgãos distantes através da disseminação metastática.

Podemos, portanto, considerar que o cancro resulta de uma desregulação dos processos finamente coordenados que normalmente governam a integração de células individuais em tecidos, tecidos em órgãos e órgãos num organismo vivo funcional.

Como a grande maioria dos cancros é de origem epitelial, esta perspetiva leva-nos a considerar o cancro como uma rutura das interações epitelial-mesenquimal. No embrião, as interações activas entre estes tecidos vizinhos conduzem à epiteliogénese e determinam a forma tridimensional (3D) caraterística do tecido. As interações epitélio-estroma também desempenham um papel fundamental no controlo da angiogénese no estroma circundante, orientando assim a formação de um sistema vascular funcional necessário para abastecer o órgão em crescimento. A matriz extracelular (MEC) que se acumula ao longo da interface epitelial-mesenquimal em resultado destas interações é um elemento de controlo essencial nestes processos de desenvolvimento.

O CANCRO COMO UMA DOENÇA DAS INTERACÇÕES EPITELIAIS-MESENQUIMATOSAS

A génese da forma caraterística do tecido epitelial (por exemplo, acinar, tubular, ramificada, plana) é determinada por interações complexas entre o epitélio e o mesênquima subjacente no embrião.

Estudos em que o epitélio e o mesênquima embrionários foram isolados independentemente de diferentes tecidos e depois recombinados heterotipicamente revelaram que a forma 3D exacta que o tecido irá expressar ("histodiferenciação") é determinada pela origem do mesênquima.
Por outro lado, o epitélio regula os produtos especializados que as células vão produzir ("citodiferenciação").
Um dos principais produtos das interações epiteliais-mesenquimatosas é a acumulação de uma estrutura especializada de MEC, denominada membrana basal (BM), ao longo da interface epitelial-mesenquimal.
O BM funciona como um complexo extracelular de moléculas informativas que orienta a diferenciação, a polarização e o crescimento das células aderentes adjacentes, bem como estabiliza a forma tridimensional caraterística do tecido.
As diferenças localizadas na renovação da medula óssea também desempenham um papel central na estruturação dos tecidos. O epitélio estabiliza fisicamente a morfologia dos tecidos através da produção de medula óssea; o mesênquima induz ativamente alterações histogénicas na forma através da degradação da medula óssea em locais selectivos.
As taxas mais elevadas de crescimento celular são observadas em regiões de renovação mais rápida da BM, como as pontas dos lóbulos epiteliais em crescimento durante a morfogénese salivar e em regiões de formação de brotos capilares durante a angiogénese.

Ao mesmo tempo, o mesênquima abranda a renovação da matriz e induz a acumulação de BM, depositando colagénio fibrilar em regiões de crescimento mais lento do mesmo tecido (por exemplo, nas fendas entre os lóbulos em crescimento).

Assim, a estabilidade da forma do tecido epitelial depende da presença de tecido mesenquimal intacto, enquanto as alterações na forma do tecido são determinadas por diferenças espaciais na renovação do tecido mesenquimal. Mais importante ainda, ambas as actividades são regidas por interações activas entre os tecidos epiteliais e mesenquimatosos estreitamente sobrepostos. Aparentemente, são mantidos controlos de desenvolvimento semelhantes ao longo da vida adulta.

Os tecidos epiteliais maduros mantêm a capacidade de sofrer uma morfogénese normal quando
misturados com mesênquima embrionário e mudam de forma histológica quando combinados com diferentes tipos de tecido estromal (por exemplo, enxertos epidérmicos em diferentes locais dérmicos).
Estudos sobre células de teratocarcinoma com várias linhagens diferenciadas sugerem que os tumores podem imitar o seu tecido de origem, tanto no aspeto como no modo de desenvolvimento.
Dado que mais de 90% dos tumores são carcinomas (de origem epitelial), a formação da maioria dos cancros pode envolver interações desreguladas entre as células epiteliais e o tecido estromal mesenquimal subjacente.

O exame da anatomia microscópica de vários cancros confirma esta hipótese.
Por exemplo, a arquitetura do tumor varia de acordo com a origem do tecido conjuntivo, enquanto a produção de colagénio estromal pelos fibroblastos do hospedeiro depende do tipo de célula epitelial do tumor.

A descoberta de que uma neoplasia epitelial tem de adquirir a capacidade de induzir a angiogénese no estroma circundante para passar de hiperplasia a cancro e para se espalhar progressivamente é outro exemplo claro de como as interações entre o epitélio e o estroma são essenciais para a progressão do cancro.
As interações epiteliais-mesenquimatosas podem também contribuir para a iniciação dos tumores. Por exemplo, a carcinogénese química da epiderme requer a presença de uma derme tratada com um agente carcinogénico e estreitamente sobreposta.

A transformação maligna da glândula submandibular embrionária do rato pelo vírus do polyoma também ocorre apenas em glândulas intactas ou reconstituídas; a transformação não pode ocorrer no epitélio submandibular isolado ou no mesênquima, mesmo que o tumor resultante seja de origem epitelial. Além disso, uma vez transformadas, estas células tumorais epiteliais podem substituir o mesênquima na morfogénese epitelial normal ou na transformação viral de epitélios embrionários isolados. Os tumores epiteliais humanos enxertados também recrutam células estromais murinas normais para se tornarem tumorigénicas em ratinhos nus.

Mas o que é mais impressionante é a descoberta de que a combinação de vários cancros epiteliais desorganizados com mesênquima embrionário normal leva a uma inversão do fenótipo maligno, como demonstrado pela restauração da organização epitelial normal e da histodiferenciação.
Assim, as interações contínuas entre o epitélio e o mesênquima parecem desempenhar um papel importante na manutenção da arquitetura normal dos tecidos em adultos, e a desregulação destas interações pode contribuir para as fases iniciais e finais da formação do cancro.

A MEC como mediadora das interações epiteliais-mesenquimatosas

durante a formação do tumor

A MEC funciona como um suporte adesivo *in vivo* que assegura a renovação ordenada dos tecidos e a manutenção da forma normal dos tecidos no adulto, tal como acontece no embrião. Assim, as alterações no metabolismo da MEC podem mediar os efeitos de interações epiteliais-mesenquimatosas desreguladas durante a transformação neoplásica em tecidos maduros. De facto, a rutura local do limite da membrana óssea é utilizada como um marcador histológico de conversão maligna. No entanto, a questão mais fundamental é: será que as alterações subtis na estrutura da MEC que precedem a sua rutura completa contribuem ativamente para o início e a progressão do cancro?

Em apoio a esta possibilidade, as alterações ultra-estruturais na MO são normalmente observadas durante as fases iniciais da formação do cancro, antes do desenvolvimento de um tumor palpável.

As fases iniciais da carcinogénese cutânea caracterizam-se por lacunas, espessamento e duplicação da membrana basal, bem como pelo descolamento das células basais entre si e do tecido conjuntivo vizinho, provavelmente em resultado de fases repetidas de degradação da membrana basal e de tentativas de reparação. O tratamento prolongado da próstata com esteróides, que conduz à transformação neoplásica, resulta numa expressão alterada das proteínas da MEC e das metaloproteinases da matriz no estroma das lesões displásicas e dos tumores recém-formados. A membrana epitelial da glândula tiroide tratada com carcinogéneos torna-se descontínua e acaba por desaparecer completamente à medida que as lesões progridem de formas pré-nodulares para formas nodulares e, finalmente, para carcinomas evidentes.

Estudos sobre o crescimento invasivo do epitélio e endotélio normais também mostram que a dissolução local da medula óssea e o crescimento do tecido conjuntivo subjacente ocorrem *antes do* início da proliferação celular.

Nas fases mais avançadas da formação do cancro, existe uma correlação direta entre a invasão das células cancerosas e a rutura da medula óssea local, ao passo que as células dos tumores que mantêm a medula óssea intacta não penetram no tecido circundante.

No entanto, esta relação pode por vezes ser confusa. Por exemplo, as descontinuidades da BM eram raras num tumor mamário murino induzido por vírus que era espontaneamente metastático, mas o tumor metastático mais pequeno deste estudo tinha múltiplas descontinuidades da BM.

Esta observação realça a natureza dinâmica do metabolismo da MO e da arquitetura epitelial, bem como a heterogeneidade das populações de células tumorais em diferentes microambientes.
De facto, é provável que os sinais ambientais locais possam causar alterações intermitentes na dissolução e ressíntese da BM. Por exemplo, embora a BM estivesse ausente de um carcinoma primário de células escamosas, estava presente em torno de células tumorais metastáticas que se desenvolveram num local distante.

A descoberta de que a capacidade de uma variedade de tumores para degradar enzimaticamente o colagénio da MO se correlaciona estreitamente com o seu potencial metastático e que a angiogénese tumoral também envolve o controlo microambiental local da estrutura da MO sublinha ainda mais que as alterações dinâmicas na MO podem desempenhar papéis importantes em muitos pontos do processo carcinogénico.

Confirmação experimental do papel ativo da MEC na formação de tumores

Há muitos anos, demonstrámos a importância da BM na desorganização neoplásica da arquitetura dos tecidos em estudos com carcinoma de células acinares do pâncreas de rato.

As experiências revelaram que estas células cancerosas não conseguiram produzir um MB completo no parênquima tumoral e desenvolveram-se numa rede desorganizada. No entanto, estas mesmas células acumularam espontaneamente BM intactos e reformaram-se num epitélio polarizado quando entraram em contacto com o tecido estromal da vasculatura tumoral e com a cápsula de tecido conjuntivo circundante (Fig. 4).

As células foram então isoladas mecanicamente do parênquima do tumor pancreático e cultivadas *in vitro* em BM intacto ou em estroma colagénico do âmnio humano.

O BM acelular exógeno inverteu o processo de desorganização neoplásica e restaurou a organização epitelial normal *in vitro*, enquanto as células tumorais se desenvolveram de forma desorganizada no estroma amniótico.

A indução da reorganização das células tumorais epiteliais pancreáticas pelo BM é também acompanhada pelo restabelecimento das taxas normais de proliferação celular nas células tumorais aderentes.

Estes resultados levaram-nos a propor que a BM funciona normalmente como um organizador espacial de epitélios polarizados e que a perda progressiva da BM pode contribuir ativamente para a desorganização neoplásica das relações entre as células epiteliais que são a marca da formação de tumores.

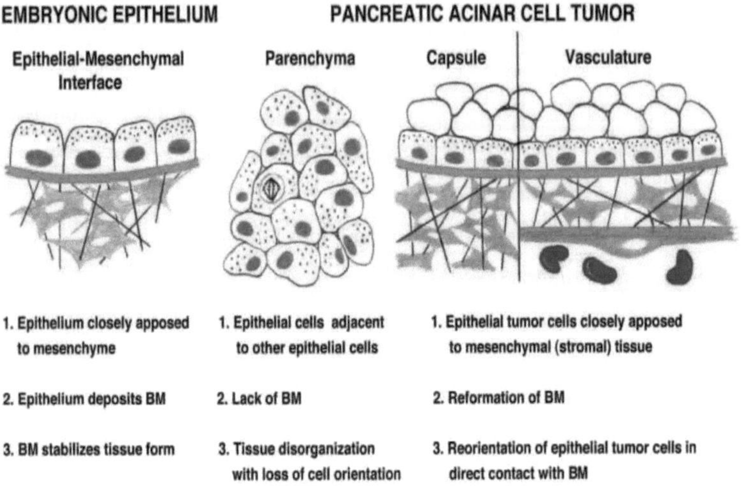

Fig 4 Resumo esquemático do processo de organização epitelial no tecido embrionário e num tumor adulto de células acinares pancreáticas.

A linha azul sólida representa a MO por baixo do epitélio ao longo da sua interface com o mesênquima ou estroma subjacente.

Estes primeiros estudos experimentais foram provocadores na medida em que sugeriram que as alterações na MEC poderiam desempenhar um papel ativo nas fases iniciais da formação do tumor *anterior.*

no início da invasão maligna. No entanto, esta hipótese epigenética foi recentemente confirmada por uma série de estudos elegantes realizados pelos laboratórios de Bissell e Werb, que demonstraram que a desregulação do metabolismo da MEC pode promover ativamente o desenvolvimento do cancro.

Mais concretamente, demonstraram que o direcionamento das formas auto-activadas ou induzíveis por tetraciclina da estromelisina-1, uma metaloproteinase da matriz, para o epitélio mamário conduz à formação de um estroma reativo e promove tanto o início do tumor como a transformação maligna em ratinhos transgénicos.

Curiosamente, a estromelisina-1 é um produto natural das células estromais e o aumento da degradação da MEC é novamente observado nas fases iniciais deste processo, antes da expressão total do fenótipo invasivo e da rutura da BM.

Além disso, uma vez transformadas, as células epiteliais mamárias perdem a capacidade de regular negativamente a produção de estromelisina-1 em resposta à adesão das células à BM. A análise de modelos de cancro em ratos transgénicos revelou também que as fases iniciais da formação do cancro são acompanhadas por alterações na expressão dos receptores da MEC na superfície celular, conhecidos como "integrinas".
Além disso, a formação do cancro pode ser invertida *in vitro* e *in vivo* através da alteração dos níveis de expressão da integrina, da modulação da ligação da integrina ou da modificação das actividades de sinalização da integrina.

Os antagonistas das integrinas também inibem a angiogénese e as metástases tumorais. Assim, a MEC e os seus receptores de integrina desempenham claramente um papel ativo na carcinogénese e na progressão dos tumores.

Controlo mecânico da diferenciação de tecidos normais e malignos: uma visão geral

O ponto mais importante neste debate é que o cancro é mais do que o crescimento descontrolado das células; é uma doença da estrutura dos tecidos resultante de uma rutura das interações epiteliais-mesenquimatosas normais. A coordenação estrutural, a homogeneidade da forma das células e a comunicação intercelular necessárias ao bom funcionamento dos tecidos são mantidas por relações arquitectónicas normalmente constantes. Na hipótese de remodelação induzida por tensão para o controlo do desenvolvimento aqui apresentada, o adelgaçamento local da estrutura da BM (que resiste às forças de tração das células e estabiliza a forma do tecido) aumenta localmente a tensão da CSK nas células epiteliais adjacentes.

Devido à utilização da tensegridade para controlar a estabilidade da forma, esta alteração local das forças mecânicas equilibradas entre as integrinas produziria uma distorção das células e das CSK, o que, por sua vez, alteraria a bioquímica celular e aumentaria o crescimento celular. Desde que a divisão celular acelerada seja acompanhada por um aumento proporcional da expansão da MO (acumulação líquida de MO), a expansão dos tecidos e a remodelação morfogenética prosseguem de forma ordenada (Fig. 5, em cima). Em determinadas situações em que as interações epitélio-mesenquimatosas estão desreguladas, a remodelação acelerada da medula óssea pode levar a uma libertação contínua de tensão mecânica e a um aumento associado do crescimento celular sem uma expansão proporcional da medula óssea (ou seja, sem acumulação líquida de medula óssea) (Fig. 5, em baixo).

Controlo mecânico da histodiferenciação normal e maligna

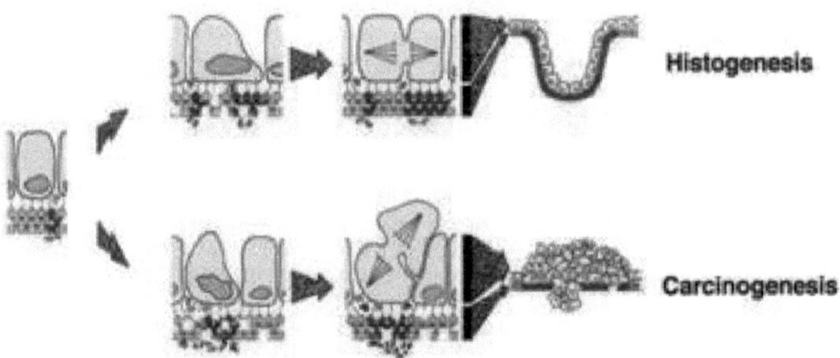

Fig 5 Diagrama esquemático de um modelo mecânico de diferenciação de

tecidos normais e malignos baseado na remodelação da medula óssea e na reestruturação da forma do tecido induzida pela tensão associada. *Os círculos, triângulos* e *quadrados* indicam os diferentes componentes da MO; *as figuras quebradas,* as moléculas eliminadas por degradação; *as figuras vermelhas fechadas,* as moléculas recentemente adicionadas.

Topo Na histogénese normal, o aumento da renovação da MO leva ao adelgaçamento da mesma e a um aumento associado da conformidade mecânica (flexibilidade), o que favorece a distorção local e o crescimento celular. Como o aumento da divisão celular é acompanhado por uma expansão líquida da MO, o tecido ramifica-se para o exterior e começa a formar um padrão.

Durante a carcinogénese, o aumento da renovação da MO pode levar a um afinamento semelhante da MO, à distorção celular e ao crescimento associado. No entanto, como não há acumulação líquida de MO, o resultado é o empilhamento de células e a desorganização dos tecidos. Se o estímulo de crescimento (por exemplo, alteração da renovação da MO) cessasse nesta fase, as células que não estão em contacto com a MO sofreriam apoptose ou deixariam de crescer, tornando o processo hiperplásico reversível. A estimulação contínua da proliferação celular pode eventualmente levar à seleção de uma subpopulação de células que adquirem a capacidade de sobreviver e crescer sem aderir à MO; nesta fase, o processo de formação do tumor tornar-se-ia irreversível através de interações epiteliais-mesenquimatosas. Se a desregulação progressiva do metabolismo da medula óssea levar ao comprometimento físico da barreira da medula óssea, pode ocorrer a invasão de células tumorais e o tumor torna-se então maligno.

A formação de cancro seria evitada enquanto a viabilidade celular e a capacidade proliferativa continuassem dependentes da ancoragem contínua à MEC. Assim, este estado hiperplásico seria reversível; se o estímulo cessasse, as células que já não estivessem em contacto com a MEC sofreriam apoptose e a forma normal do tecido regressaria. Por outro lado, se as condições que levaram à libertação de tensão no tecido se mantiverem durante um longo período (anos), este estímulo contínuo à divisão celular pode levar à seleção de uma população independente de ancoragem que, por definição, pode proliferar autonomamente. À medida que o tumor cresce, as células epiteliais autónomas são separadas do estroma por grandes distâncias, tornando-se assim menos sensíveis às influências reguladoras normais do tecido conjuntivo de origem mesenquimal.

A perda de sinais normais do epitélio desregulado pode também alterar o comportamento das células do estroma e comprometer ainda mais a regulação da MEC. Desta forma, pode desenvolver-se um sistema de feedback positivo que leva o tecido a um espetro de desregulação progressiva que, em última análise, conduzirá à invasão das células epiteliais através da MO (ou seja, conversão maligna) (Fig. 5, parte inferior). Isto pode manifestar-se quer pelo aumento da degradação da MO em relação à síntese, quer pela aquisição de um novo produto celular transformado que, de alguma forma, compromete ainda mais o controlo do desenvolvimento dependente da MEC.

Enquanto a dissolução progressiva da MO e a alteração da estrutura da CSK podem estar diretamente envolvidas na carcinogénese inicial de alguns tumores, outros cancros podem entrar neste ciclo de feedback positivo numa fase posterior, tendo adquirido a capacidade de proliferar independentemente da ancoragem por meios químicos, genéticos ou virais.

Assim, podem ser necessárias mutações genéticas na sinalização do crescimento, na sinalização adesiva (integrina, caderina) e na sinalização mecânica (forma da célula) para a conversão maligna completa de uma neoplasia benigna.

É importante notar que as alterações observadas na MO epitelial durante a transformação neoplásica do epitélio são muito semelhantes às induzidas na MO dos capilares vizinhos quando induzidos a crescer por factores angiogénicos derivados do tumor epitelial.

A angiogénese tumoral é necessária para o crescimento progressivo e a expansão da massa tumoral.
Assim, as interações epiteliais-estromais alteradas que comprometem a regulação da MEC no microambiente tecidular local podem contribuir ativamente para todas as fases do desenvolvimento do cancro, incluindo a iniciação precoce do tumor, o início da invasão maligna e a transição final para o fenótipo angiogénico que representa o fim da dormência do tumor.

5 BIBLIOGRAFIA

1. Hall BK. Evolutionary biology of development.
2. Hall B K. Methods in Molecular Biology. Developmental Biology Protocols 2000;137(4):235-43.
3. Morasso MI, Mahon KA, SargentTD. Um gene Distal-less de Xenopus em ratinhos transgénicos: regulação conservada na epiderme distal dos membros e noutros locais de interação epitelial-mesenquimal. Proc.Natl.Acad.Sci.USA 1995;92:3968-72.
4. Ravindran S, Song Y, George A. Desenvolvimento de um andaime biomimétrico tridimensional para estudar as interações epiteliais-mesenquimais. Tissue Eng Part A 2010;16(1):327-42.
5. Trainor PA, Melton KR, Manzanares M. Origins and plasticity of neural crest cells and their roles in jaw and craniofacial evolution. Int J Dev Biol 2003;47:541-53.
6. HALL BK. The neural crest in development and evolution. Springer, Nova Iorque; 1999
7. PLATT JB. O desenvolvimento do crânio cartilaginoso e da musculatura branquial e hipoglosso em Necturus. Morphol Jb. 1897;25:377-464.
8. HORSTADIUS S. The neural crest. Oxford University Press, Londres. 1950.
9. LABONNE C. e BRONNER-FRASER M. (1998). Induction and patterning of the neural crest, a population of stem cell-like precursors. J Neurobiol. 36:175-189
10. NIETO M.A., SARGENT M.G., WILKINSON D.G. e COOKE J. (1994). Controlo do comportamento celular durante o desenvolvimento de vertebrados por slug, um gene de dedo de zinco. Science. 264:835-839
11. SEFTON M., SANCHEZ S. e NIETO M.A. (1998). Conserved and divergent roles for members of the Snail family of transcription

factors in the chick and mouse embryo. . Desenvolvimento. 125:3111-3121

12. SELLECK M.A. e BRONNER-FRASER M. (1995). Origins of the avian neural crest: role of neural plate-epidermal interactions. Development. 121:525-538

13. LIEM K.F., JR, TREMML G., ROELINK H. e JESSELL T.M. (1995). Diferenciação dorsal de células da placa neural induzida por sinais mediados por BMP do ectoderma epidérmico. Célula. 82:969-979

14. ENDO Y., OSUMI N. e WAKAMATSU Y. (2002). As funções bimodais da sinalização mediada por Notch estão envolvidas na formação da crista neural durante a ectoderme aviária.

15. desenvolvimento. Desenvolvimento. 129:863-873

16. GARCIA-CASTRO M.I., MARCELLE C. e BRONNER-FRASER M. (2002). Função ectodérmica de Wnt como indutor da crista neural. Science. 297:848-851

17. SAINT-JEANNET J.P., HE X., VARMUS H.E. e DAWID I.B. (1997). Regulação do destino dorsal no neuraxis por Wnt-1 e Wnt-3a. Proc Natl Acad Sci USA. 94:13713-13718

18. IKEYA M., LEE S.M., JOHNSON J.E., MCMAHON A.P. e TAKADA S. (1997). Sinalização Wnt necessária para a expansão dos progenitores da crista neural e do SNC. Nature. 389:966-970

19. MONSORO-BURQ A.H., FLETCHER R.B. e HARLAND R.M. (2003). A indução da crista neural pelo mesoderma paraxial em embriões de Xenopus requer sinais de FGF. Development. 130:3111-3124

20. AKITAYA T. e BRONNER-FRASER M. (1992). Expression of cell adhesion molecules during initiation and termination of neural crest cell migration. Dev Dyn. 194:12-20

21. KIMURA Y., MATSUNAMI H., INOUE T., SHIMAMURA K., UCHIDA N., UENO T., MIYAZAKI T. e TAKEICHI M. (1995). Cadherin-

11 expressa em associação com a morfogénese mesenquimal na cabeça, somito e botão do membro dos embriões iniciais de rato. Dev Biol. 169:347-358

22. NAKAGAWA S. e TAKEICHI M. (1998). A emigração da crista neural do tubo neural depende da expressão regulada da caderina. Development. 125:2963-2971

23. CANO A., PEREZ-MORENO M.A., RODRIGO I., LOCASCIO A., BLANCO M.J., DEL BARRIO M.G., PORTILLO F. e NIETO M.A. (2000). O fator de transcrição snail controla as transições epitelial-mesenquimal através da repressão da expressão da E-caderina. Nat Cell Biol. 2:76-83

24. BAREMBAUM M., MORENO T.A., LABONNE C., SECHRIST J. e BRONNERFRASER M. (2000). Noelin-1 é uma glicoproteína secretada envolvida na geração da crista neural. Nat Cell Biol. 2:219-225

25. LABONNE C. e BRONNER-FRASER M. (2000). Snail-related transcriptional repressors are required in Xenopus for both the induction of the neural crest and its subsequent migration. Dev Biol. 221:195-205

26. LIU J.P. e JESSELL T.M. (1998). A role for rhoB in the delamination of neural crest cells from the dorsal neural tube. Development. 125:50555067

27. LUMSDEN A., SPRAWSON N. e GRAHAM A. (1991). Origem segmentar e migração das células da crista neural na região do rombencéfalo do embrião de pinto. Development. 113:1281-1291

28. NODEN D. (1983). The role of the neural crest in patterning of avian cranial skeletal, connective, and muscle tissues. Dev. Biol. 96:144-165

29. KONTGES G. e LUMSDEN A. (1996). A segmentação da crista neural rombencefálica é preservada ao longo da ontogenia craniofacial. Development. 122:3229-3242

30. GRAHAM A., HEYMAN I. e LUMSDEN A. (1993). Os rombómeros com número par controlam a eliminação apoptótica das células da crista neural dos rombómeros com número ímpar no rombencéfalo do pinto. Development. 119:233-245

31. GRAHAM A., FRANCIS-WEST P., BRICKELL P. e LUMSDEN A. (1994). O

32. A molécula de sinalização BMP4 é responsável pela apoptose na crista neural rombencefálica. Nature. 372:684-686

33. ELLIES D.L., CHURCH V., FRANCIS-WEST P. e LUMSDEN A. (2000). O antagonista WNT cSFRP2 modula a morte celular programada no rombencéfalo em desenvolvimento. Development. 127:5285-5295

34. ELLIES D.L., TUCKER A.S. e LUMSDEN A. (2002). Apoptose de células pré-migratórias da crista neural nos rombómeros 3 e 5: consequências para a modelação da região branquial. Dev Biol. 251:118-128

35. FARLIE P.G., KERR R., THOMAS P., SYMES T., MINICHIELLO J., HEARN C.J. e NEWGREEN D. (1999). Uma zona de exclusão paraxial cria um crescimento padronizado de células da crista neural craniana adjacente aos rombómeros 3 e 5. Dev Biol. 213:70-84

36. KULESA P.M. e FRASER S.E. (1998). Neural crest cell dynamics revealed by time lapse video microscopy of whole embryo chick explant cultures. Dev Biol. 204:327-344

37. GOLDING J., TRAINOR P., KRUMLAUF R. e GASSMAN M. (2000). Defeitos no percurso das células da crista neural craniana em ratinhos que não possuem o recetor de Neuregulina ErbB4. Nature Cell Biology. 2:103-109

38. TRAINOR P.A., ARIZA-MCNAUGHTON L. e KRUMLAUF R. (2002). O papel do istmo e dos FGFs na resolução do paradoxo da plasticidade da crista neural e da falta de um sistema de irrigação.

39. Pré-modelação. Science. 295:1288-1291

40. SMITH J.C., ARMES N.A., CONLON F.L., TADA M., UMBHAUER M. e WESTON K.M. (1997). Upstream e downstream de Brachyury, um gene necessário para a formação da mesoderme de vertebrados. Cold Spring Harb Symp Quant Biol. 62:337-346

41. GOLDING J.P., TIDCOMBE H., TSONI S. e GASSMANN M. (1999). As moléculas de ligação ao sulfato de condroitina podem modelar as projecções centrais dos axónios sensoriais no mesênquima craniano do rato em desenvolvimento. Dev Biol. 216:85-97

42. TRAINOR P.A., ARIZA-MCNAUGHTON L. e KRUMLAUF R. (2002). Role of the sthmus and FGFs in Resolving the Paradox of Neural Crest Plasticity and Prepatterning. Science. 295:1288-1291

43. COULY G. e LE DOUARIN N. (1990). Morfogénese da cabeça em quimeras embrionárias de aves: evidência de um padrão segmentar na ectoderme correspondente aos neurómeros. Development. 108:543-558

44. TUCKER A.S. e SHARPE P.T. (1999). Molecular genetics of tooth morphogenesis and patterning: the right shape in the right place. J Dent Res. 78:826-834

45. GOLDING J.P., DIXON M. e GASSMANN M. (2002). Cues from neuroepithelium and surface ectoderm maintain neural crest-free regions within cranial mesenchyme of the developing chick. Develoment. 129:1095-1105

46. VEITCH E., BEGBIE J., SCHILLING T.F., SMITH M.M. e GRAHAM A. (1999). Pharyngeal arch patterning in the absence of neural crest. Curr Biol. 9:1481-1484

47. COULY G., CREUZET S., BENNACEUR S., VINCENT C. e LE DOUARIN N.M. (2002). Interações entre as células da crista neural cefálica Hox-negativas e o endoderma do intestino anterior na formação do esqueleto facial da cabeça dos vertebrados. Development.129:1061-1073

48. GRAMMATOPOULOS G.A., BELL E., TOOLE L., LUMSDEN A. e TUCKER A.S. (2000). Transformação homeótica da identidade do arco branquial após a sobre-expressão de Hoxa2. Development. 127:5355-5365

49. PASQUALETTI M., ORI M., NARDI I. e RIJLI F.M. (2000). A indução ectópica de Hoxa2 após a migração da crista neural leva à homeose dos elementos da mandíbula em Xenopus. Development. 127:5367-5378

50. COULY G., GRAPIN-BOTTON A., COLTEY P., RUHIN B. e LE DOUARIN N.M. (1998). Determinação da identidade dos derivados da crista neural cefálica: incompatibilidade entre a expressão dos genes Hox e o desenvolvimento do maxilar inferior. Development. 128:3445-3459

51. CREUZET S., COULY G., VINCENT C. e LE DOUARIN N.M. (2002). Efeito negativo da expressão do gene Hox no desenvolvimento do esqueleto facial derivado da crista neural. Development. 129:4301-4313

52. Jun Han,a Yoshihiro Ito,a Jae Yong Yeo,a Henry M. Sucov,b, Richard Maas,c e Yang Chaia, Cranial neural crest-derived mesenchymal proliferation is regulated by Msx1-mediated p19INK4d expression during odontogenesis ; Developmental Biology 261 (2003) 183-196 ;

53. Paul T. Sharpe ; Neural crest and Tooth Morphogenesis ; Adv Dent Res 15:4-7, agosto, 2001

54. Danielle A. Murphy, Begona Diaz, Paul A. Bromann, Jeff H. Tsai, Yasuhiko Kawakami, Jochen Maurer, Rodney A. Stewart, Juan Carlos Izpisua-Belmonte e Sara A. Courtneidge ; A Src-Tks5 Pathway Is Required for Neural Crest Cell Migration during Embryonic Development ; PLoS One. 2011 ; 6(7) : e22499.

55. Antonio Nanci; Tencate histologia oral; desenvolvimento, estrutura e função

56. Cobourne MT, Sharpe PT; Tooth and jaw: molecular mechanisms of patterning in the first branchial arch; Arch Oral Biol. 2003 Jan;48(1):1-14.

57. Jernvall J, Thesleff I. ; Reiterative signaling and patterning during mammalian tooth morphogenesis ; Mech Dev. 2000 Mar 15;92(1):19-29.

58. PA" IVI KETTUNEN* ET IRMA THESLEFF ; Expressão e função

59. dos FGFs-4, -8 e -9 sugerem redundância funcional e uso repetitivo como sinais epiteliais durante a morfogénese dentária. do dente ;

60. DEVELOPMENTAL DYNAMICS 211:256-268 (1998)

61. Annette Neubu" ser,* Heiko Peters,f Rudi Balling,f e Gail R. Martin*^ ; Antagonistic Interactions between FGF and BMP Signaling Pathways: A Mechanism for Positioning the Sites of Tooth Formation ; Cell, Vol. 90, 247-255 July *25, 1997,* Copyright D1997 by Cell Press

62. Irma Thesleffa,* Paul Sharpeb ; Artigo de revisão: Redes de sinalização que regulam o desenvolvimento dentário ; Mechanisms of Development 67(1997) 111-123.

63. MF Teaford, MM Smith, MJ Ferguson; Desenvolvimento, função e evolução dos dentes.

64. Courtney van Genderen, Ross M. Okamura, Isabel Farinas/ Rong-Guo Quo, Tristram G. Parslow,[A] Laurakay Bruhn, and Rudolf Grosschedl ; O desenvolvimento de vários órgãos que requerem interações epiteliais-mesenquimais indutivas é prejudicado em ratinhos deficientes em LEF-1 ; Genes Dev. 1994 8 : 2691-2703.

65. A.S. Tucker e P.T. Sharpe; Molecular genetics of tooth morphogenesis and patterning: The Right Shape in the Right Place; J DENT RES 1999 78: 826.

66. PAIVI KETTUNEN E IRMA THESLEFF ; Expressão e Função dos FGFs-4,-8 e -9 sugerem Redundância Funcional e Uso Repetitivo como Sinais Epiteliais Durante a Morfogénese do Dente ;

Developmental Dynamics 211:256-268 (1998).

67. Irma Thesleffa,* Paul Sharpeb ; Redes de sinalização que regulam o desenvolvimento dentário ; Mechanisms of Development 67 (1997) 111-123.

68. Helene R. Dassule e Andrew P. McMahon ; Analysis of Epithelial- Mesenchymal Interactions in the Initial Morphogenesis of the Mammalian Tooth ; Developmental Biology Volume 202, Issue 2, 15 de outubro de 1998, Pages 215-227.

69. Thesleff I, Jalkanen M, Vainio S, Bernfield M; Cell surface proteoglycan expression correlates with epithelial-mesenchymal interaction during tooth morphogenesis; Dev Biol. 1988 Oct;129(2):565-72.

70. Anne Vaahtokari, Thomas Aberg, Jukka Jernvall, Soile KerWen, Irma Thesleff* ; O nó do esmalte como centro de sinalização no dente de rato em desenvolvimento ; Mechanisms of Development 54 (1996) 39-43.

71. Irma Thesleff ; Epithelial-mesenchymal signalling regulating tooth morphogenesis ; May 1, 2003 J Cell Sci 116, 1647-1648.

72. Aberg T, Wozney J, Thesleff I ; Expression patterns of bone morphogenetic proteins (Bmps) in the developing mouse tooth suggest roles in morphogenesis and cell differentiation ; Dev Dyn. 1997 Dec;210(4):383-96.

73. Behrens J, von Kries JP, Kuhl M, Bruhn L, Wedlich D, Grosschedl R, Birchmeier W. ; Interação funcional da beta-catenina com o fator de transcrição LEF-1 ; Nature. 1996 Aug 15;382(6592):638-42.

74. Bltgood MJ, McMahon AP; os genes Hedgehog e Bmp são coexpressos em muitos locais diferentes de interação célula-célula no embrião de rato; Dev Biol. 1995 Nov;172(1):126-38.

75. Chai Y, Mah A, Crohin C, Groff S, Bringas P Jr, Le T, Santos V, Slavkin HC ; Subtipos específicos do fator de crescimento

transformador beta regulam o desenvolvimento embrionário da cartilagem de Meckel e dos dentes do rato ; Dev Biol. 1994 Mar;162(1):85-103.

76. Chen Y, Bei M, Woo I, Satokata I, Maas R; Msx1 controls inductive signaling in mammalian tooth morphogenesis; Development. 1996 Oct;122(10):3035-44.

77. B.K.B Berkovitz, G.R. Holland, B.J. Moxham; Oral anatomy, histology and embryology: second edition (Anatomia oral, histologia e embriologia: segunda edição).

78. Cutler LS, Gremski W ; Interações epitelial-mesenquimal no desenvolvimento das glândulas salivares ; Critical reviews in oral biology and medium, 2(1) : 1-12 (1991)

79. Borghese, E., Explanatory experiments on the influence of the connective tissue capsule on the development of the epithelial part of the submandibular gland of Mus musculus, J. Anat. (London). 84, 303, 1950.

80. Grobstein, C., Analyse in vitro de l'organisation précoce du rudiment de la glande submandibulaire de la souris, J. Morph. 9, 1953.

81. Grobstein, C., Epithelial-Mesenchymal specificity in the morphogenesis of mouse submandibular rudiments in vitro, J. Exp. Zool. 124, 383, 1953.

82. Grobstein, C., Morphogenetic interaction between embryonic mouse tissues separated by a membrane filter, Nature (London), 172, 869, 1953.

83. Grobstein, C., & Cohen, J., Collagenase: efeito na morfogénese do epitélio salivar embrionário em virtro. Science, 150, 626, 1965.

84. Kallman, F. e Grobstein, C., Localização de materiais que incorporam glucosamina nas superfícies epiteliais durante as interações epiteliais salivares - mesenquimais in vitro, Dev. Biol. 14, 52, 1966.

85. Fukuda, Y., Masuda, Y., Kishi, J., Hashimoto, Y., Taro, H.,

Nogawa, H., & Nakainshi, Y., The role of interstitial collagens in cleft formation of mouse embryonic submandibular gland during initial branching, Development, 103, 259, 1988.

86. Spooner, B. R. e Faubion, J. M., Collagen involvement in branching morphogenesis of embryonic lung and salivary gland, Dev. BioL, 11, 84, 1980.

87. Banerjee, S. D., Cohn, R. H., e Bern field, M. R., Basal lamina of embryonic salivary epithelia. Production by the epithelium and role in maintaining lobular morphology, J. Cell BioL, 73, 445, 1977.

88. Bernfield, M., Banerjee, S. D., and Cohn, R. H., Dependence of salivary epithelial morphology and branching morphogenesis upon acid mucopolysaccharide-protein (proteoglycan) at the epithelial surface, J. Cell BioL, 52, 674, 1972.

89. Cohn, R. H., Banerjee, S. D., e Bernfield, M., Basal lamina of embryonic salivary epithelia. Nature of glycosaminoglycans and organisation of extracellular cells.

90. J. Cell BioL, 73, 464, 1977.

91. Bernfield, M., Banerjee, S. D., Koda, J. e Raprager, A. C , Remodelling of the basement membrane: morphogenesis and maturation, em *Basement Membranes and Cell Movement,* Porter, R. e Whelan, J., Eds, Pittman Press, Bath, 1984, 179.

92. Bernfield, M. R. e Banerjee, S. D., Acid mucopolysaccharide (glycosaminoglycan) at the epithelial-mesenchymal interface of mouse embryo salivary glands, J. Cell BioL, 52, 664, 1972.

93. Bernfield, M. and Banerjee, S. D., The turnover of basal lamina glycosaminoglycan correlates with epithelial morphogenesis, Dev. BioL, 90, 291, 1982.

94. Thompson, H. A. and Spooner, B. S., Inhibition of branching morphogenesis and alteration of glycosaminoglycan biosynthesis in salivary glands treated with p-D-xyloside, Dev. BioL, 89, 417, 1982.

95. Thompson, H. A. e Spooner, B. S., Proteoglycan and

glycosaminoglycan synthesis in embryonic mouse salivary glands: effects of P-D-xyloside, an inhibitor of branching morphogenesis, J. Cell BioL, 96, 1443, 1983.

96. Nordling, S., Mirttinen, H., Wartiovarra, J. e Saxen, L., Transmissão e propagação da indução embrionária. I. Temporal relationship in transfilter induction of kidney tubules in vitro, J. Embryol. Exp. MorphoL, 26, 231, 1971.

97. Saxen, L., Interactive mechanisms in morphogenesis, in Tissue Interactions in Carcinogenesis, Tarin, D., Ed., Academic Press, New York, 1972, 49.

98. Spooner, B. S., Thompson-Pletscher, H. A., Stokes, B. e Bassett, K. E., Extracellular matrix involvement in epithelial branching morphogenesis, in Developmental Biology, Vol. 3, Steinberg, M. S., Ed, Plenum Press, New York, 1986, 225.

99. Donald E. Ingber ; Cancer as a disease of epithelial mesenchymal interactions and extracellular matrix regulation ; Differentiation (2002) 70:547-560

100. Ingber, D.E. e Jamieson, J.D. (1982) Tumor formation and malignant invasion: role of basal lamina. Em: Liotta, L.A. e Hart, I.R. (eds.) Tumor invasion and metastasis. Martinus Nijhoff, Haia, Países Baixos, pp 335-357.

101. Dodson, J.W. and Hay, E.D. (1971) Secretion of collagenous stroma by isolated epithelium grown in vitro. Exp Cell Res 65:215-220.

102. Sakakura, T., Nishizura, Y. e Dawe, C. (1976) Mesenchymedependent morphogenesis and epithelium-specific cytodifferentiation in mouse mammary gland. Ciência 194:1439-1441.

103. Grobstein, C. (1967) Mechanisms of organogenetic tissue interaction. Natl Cancer Inst Monogr 26:279-299.

104. Bernfield, M.R., Banerjee, S.D. e Cohn, R.H. (1972) Dependência da morfologia epitelial salivar e da morfogénese ramificada do proteoglicano mucopolissacarídeo-proteína-ácido na

superfície epitelial. J Cell Biol 52:674-689.

105. Banerjee, S.D., Cohn, R.H. e Bernfield, M.R. (1977) Lâmina basal dos epitélios salivares embrionários. Produção pelo epitélio e papel na manutenção da morfologia lobular. J Cell Biol 73:445-463.

106. Bernfield, M.R. e Banerjee, S.D. (1978) The basal lamina in epithelial-mesenchymal interactions. In: Kefalides, N. (ed.) Biology and Chemistry of Basement Membranes. Academic Press, Nova Iorque, pp 137-148.

107. Ausprunk, D.H. and Folkman, J. (1977) Migration and proliferation of endothelial cells in preformed and newly formed blood vessels during tumor angiogenesis. Microvasc Res 14:53-65.

108. David, G. and Bernfield, M.R. (1979) Collagen reduces glycosaminoglycan degradation by cultured mammary epithelial cells: possible mechanism for basal lamina formation. Proc Natl Acad Sci USA 76:786-790.

109. 1 03.Sakakura, T., Sakagami, Y. e Nishizura, Y. (1979) Persistence of adult mouse mammary gland reactivity to induction by embryonic mesenchyme. Dev Biol 72:201-210.

110. Cunha, G.R., Fujii, H., Neubauer, B.L., Shannon, J.M., Sawyer, L. e Reese, B.A. (1983) Epithelial-mesenchymal interactions in prostatic development. I. Observações morfológicas da indução prostática pelo mesênquima do seio urogenital no epitélio da bexiga urinária de roedores adultos. J Cell Biol 96:1662-1670.

111. Chung, L.W., Matsuura, J. e Runner, M.N. (1984) Tissue interactions and prostatic growth. I. Induction of prostatic hyperplasia in adult mice by fetal urogenital sinus implants. Biol Reprod 31:155-163.

112. Tarin, D. (1972a) Tissue interactions and the maintenance of histological structure in adults. In: Tarin, D. (ed.) Tissue interactions in carcinogenesis. Academic Press, Nova Iorque, pp 81-94.

113. Tarin, D. (1972b) Estudos morfológicos sobre o mecanismo da carcinogénese. In: Tarin, D. (ed.) Tissue interactions in carcinogenesis.

Academic Press, Nova Iorque, pp 227-290.

114. Pierce, G.B., Shikes, R. e Fink, L.M. (1978) Cancer: a problem of developmental biology. Prentice Hall, Englewood Cliffs, NJ.

115. Leighton, J. (1969) Propagation of cancer: target for future chemotherapy. Cancer Res 29:2457-2465.

116. Foley, J.F., Aftonomos, B.T. e Heidrick, M.L. (1968) Influence of fibroblast collagen and mucopolysaccharides on colonial morphology of HeLa cells. Life Sci 7:1003-1008.

117. Gullino, P.M. (1966) The internal milieu of tumors. Prog Exp Tumor Res 8:1-25.

118. Folkman, J., Watson, K., Ingber, D.E. e Hanahan, D. (1989) Induction of angiogenesis during the transition from hyperplasia to neoplasia. Nature 339:58-61.

119. Folkman, J. (1996) Fighting cancer by attacking its blood supply. Sci Am 275:150-154.

120. 1 14.Ingber, D.E. (1990) Fibronectin controls capillary endothelial cell growth by modulating cell shape. Proc Natl Acad Sci USA 87:3579-3583.

121. Orr, J.W. e Spencer, A.T. (1972) Transplantation studies on the mechanism of carcinogenesis. In: Tarin, D. (ed.) Tissue interactions in carcinogenesis. Academic Press, Nova Iorque, pp 291-304.

122. Dawe, C.J., Morgan, W.D. e Slatnick, M.S. (1966) Influence of epithelio-mesenchymal interactions on tumor induction by polyoma virus. Int J Cancer 1:419-450.

123. Dawe, C.J., Morgan, W.D. e Slatnick, M.S. (1968) Salivary grand neoplasms in the role of normal mesenchyme during salivary gland morphogenesis. In: Fleischmayer, R. and Billingham, R.E. (eds) Epithelial-mesenchymal interactions. Williams & Wilkin, Baltimore, MD, pp 293-312.

124. Dawe, C.J., Whang-Peng, J., Morgan, W.D., Hearon, E.C. e Knutsen, T. (1971) Epithelial origin of polyoma salivary tumors in mice:

evidence based on chromosome-marked cells. Science 171:394-397.

125. Goldenberg, D.M. and Pavia, R.A. (1981) Malignant potential of murine stroma cells after transplantation of human tumors in nude mice. Science 212:65-67.

126. Ellison, M.L., Ambrose, E.J. e Easty, G.C. (1969) Differentiation in a transplantable rat tumor maintained in organ culture. Exp Cell Res 55:198-204.

127. Lakshmi, M.S. e Sherbet, G.V. (1974) Embryonic and tumor cell interactions. Em: Sherbet, G.V. (ed.) Neoplasia e diferenciação celular. S. Karger, Nova Iorque, pp 380-396.

128. DeCosse, J.J., Gossens, C.L. e Kuzma, J.F. (1973) Breast cancer: induction of differentiation by embryonic tissue (Cancro da mama: indução de diferenciação por tecido embrionário). Science 181:1057-1058.

129. Fujii, H., Cunha, G.R. and Norman, J.T. (1982) The induction of adenocarcinomatous differentiation in neoplastic bladder epithelium by an embryonic prostatic inductor. J Urol 128:858-861.

130. Cunha, G.R., Hayashi, N. and Wong, Y.C. (1991) Regulation of differentiation and growth of normal adult and neoplastic epithelial by inductive mesenchyme. In: Isaacs, J.T. (ed.) Prostate Cancer: Cell and Molecular Mechanisms in Diagnosis and Treatment. Cold Spring Harbor Laboratory Press, Cold Spring Harbor, NY, pp 73-90.

131. Wong, Y.C., Cunha, G.R. and Hayashi, N. (1992) Effects of mesenchyme of the embryonic urogenital sinus and neonatal seminal vesicle on the cytodifferentiation of the Dunning tumor: ultrastructural study. Ata Anat (Basileia) 143:139-150.

132. Chung, L.W., Zhau, H.E. e Ro, J.Y. (1990) Morphologic and biochemical alterations in rat prostatic tumors induced by fetal urogenital sinus mesenchyme. Prostate 17(2):165-174.

133. Vracko, R. (1974) Basal lamina scaffold-anatomy and significance for maintenance of orderly tissue structures. Am J Pathol

77:314-346.

134. Li, S.C., Chen, G.F., Chan, P.S., Choi, H.L., Ho, S.M. e Chan, F.L. (2001) Expressão alterada da matriz extracelular e proteinases na glândula prostática do rato Noble após tratamento prolongado com esteróides sexuais. Prostate 49:58-71.

135. Lu, S., Huang, M., Kobayashi, Y., Komiyama, A., Li, X., Katoh, R. e Kawaoi, A. (2000) Alterações da membrana basal na carcinogénese da glândula tiroide do rato induzida por di-isopropanolnitrosamina: um estudo imuno-histoquímico. Virchows Arch 436:595-601.

136. Vasilie, J.V.M. (1958) The role of connective tissue proliferation in invasive growth of normal and malignant tissues: a review. Br J Cancer 12:524-536.

137. 1 31.Ozzello, L. (1959) The behavior of basement membranes in intraductal carcinoma of the breast. Am J Pathol 35:887-895.

138. Luibel, F.J., Sanders, E. e Ashworth, C.T. (1960) An electron microscopic study of carcinoma in situ and invasive carcinoma of the cervix uteri. Cancer Res 20:357-361.

139. Rubio, C.A. and Biberfeld, P. (1979) The basement membrane in experimental induced atypias and carcinoma of the cervix in mice. Virchows Arch A Path Anat Histol 381:205-209.

140. Pitelka, D.R., Hamamoto, S.T. e Taggart, B.N. (1980) Basal lamina and tissue recognition in malignant mammary tumors. Cancer Res 40:1600-1611.

141. Fidler, I.J. (1978) Tumor heterogeneity and the biology of cancer invasion and metastasis. Cancer Res 38:2651-2660.

142. Liotta, L.A., Tryggvason, K., Garbisa, S., Hart, I., Foltz, C.M. e Shafie, S. (1980) Metastatic potential correlates with enzymatic degradation of basement membrane collagen. Nature 284:67-68.

143. Ingber, D.E. (1992) Extracellular matrix as a solid state regulator of angiogenesis: identification of new targets for anti-cancer therapy. Semin Cancer Biol 13:57-63.

144. Ingber, D.E., Madri, J.A. and Jamieson, J.D. (1981) Role of basal lamina in the neoplastic disorganization of tissue architecture. Proc Natl Acad Sci USA 78:3901-3905.

145. 1 39.Ingber, D.E. e Jamieson, J.D. (1985) Cells as tensegrity structures: architectural regulation of histodifferentiation by physical forces tranduced over basement membrane. In: Andersson, L.C., Gahmberg, C.G. and Ekblom, P. (eds.) Gene Expression During Normal and Malignant Differentiation. Academic Press, Orlando, FL, pp 13-32.

146. Ingber, D.E., Madri, J.A. and Jamieson, J.D. (1986b) Basement membrane as a spatial organizer of polarized epithelia: exogenous basement membrane reorientates pancreatic epithelial tumor cells in vitro. Am J Pathol 122:129-139.

147. Watanabe, T.K., Hansen, L.J., Reddy, N.K., Kanwar, Y.S. e Reddy, J.K. (1984) Differentiation of pancreatic acinar carcinoma cells cultured on rat testicular seminiferous tubular basement membranes. Cancer Res 44:5361-5368.

148. Thomasset, N., Lochter, A., Sympson, C.J., Lund, L.R., Williams,D.R., Behrendtsen, O., Werb, Z. e Bissell, M.J. (1998) Expression of autoactivated stromelysin-1 in mammary glands of transgenic mice leads to a reactive stroma during early development. Am J Pathol 153:457467.

149. Lochter, A., Galosy, S., Muschler, J., Freedman, N., Werb, Z. e Bissell, M.J. (1997) Matrix metalloproteinase stromelysin-1 triggers a cascade of molecular alterations that leads to stable epithelial- to mesenchymal conversion and a premalignant phenotype in mammary epithelial cells. J Cell Biol 139:1861-1872.

150. 1 44.Sternlicht, M.D., Lochter, A., Sympson, C.J., Huey, B., Rougier, J.P., Gray, J.W., Pinkel, D., Bissell, M.J. e Werb, Z. (1999) The stromal proteinase MMP3/stromelysin-1 promotes mammary carcinogenesis. Cell 98:137-146.

151. 1 45.Sternlicht, M.D., Bissell, M.J. e Werb, Z. (2000) A metaloproteinase de matriz estromelisina-1 actua como um promotor natural de tumores mamários. Oncogene 19:1102-1113.

152. Lochter, A., Werb, Z. e Bissell, M.J. (1999) A regulação transcricional da expressão do gene da estromelisina-1 é alterada durante a progressão das células epiteliais mamárias do rato de funcionalmente normais para malignas. Matrix Biol 18:455-467.

153. Tennenbaum, T., Yuspa, S.H., Grover, A., Castronovo, V., Sobel, M.E., Yamada, Y. e DeLuca, L.M. (1992) Extracellular matrix receptors and mouse skin carcinogenesis: altered expression linked to appearance of early markers of tumor progression. Cancer Res 52:2966-2976.

154. Ruoslahti, E. (1996) Integrin signaling and matrix assembly. Tumour Biol 17:117-124.

155. Weaver, V.M., Petersen, O.W., Wang, F., Larabell, C.A., Briand, P., Damsky, C. e Bissell, M.J. (1997) Reversão do fenótipo maligno das células da mama humana em cultura tridimensional e in vivo por anticorpos de bloqueio da integrina. J Cell Biol 137:231-245.

156. McLean, G.W., Brown, K., Arbuckle,M.I.,Wyke, A.W., Pikkarainen, T., Ruoslahti, E. e Frame, M.C. (2001) Decreased focal adhesion kinase suppresses papilloma formation during experimental mouse skin carcinogenesis. Cancer Res 61:8385-8389.

157. Brooks, P.C., Clark, R.A. e Cheresh, D.A. (1994) Requirement of vascular integrin alpha v beta 3 for angiogenesis. Science 264:569-571.

158. Wirth, P.J., Luo, L.D., Fujimoto, Y. e Bisgaard, H.C. (1992) Twodimensional electrophoretic analysis of transformation-sensitive polypeptides during chemically, spontaneously, and oncogene-induced transformation of rat liver epithelial cells. Electrophoresis 13:305-320.

159. Boyd, J., Risinger, J.I., Wiseman, R.W., Merrick, B.A., Selkirk,

J.K. e Barrett, J.C. (1995) Regulation of microfilament organization and anchorage-independent growth by tropomyosin 1. Proc Natl Acad Sci USA 92:11534-11538.

160. Wang, F.L., Wang, Y., Wong, W.K., Liu, Y., Addivinola, F.J., Liang, P., Chen, L.B., Kantoff, P.W. e Pardee, A.B. (1996) Two differentially expressed genes in normal human prostate tissue and in carcinoma. Cancer Res 56:3634-3637.

161. Jung, M.H., Kim, S.C., Jeon, G.A., Kim, S.H., Kim, Y., Choi, K.S., Park, S.I., Joe, M.K. e Kimm, K. (2000) Identification of differentially expressed genes in normal and tumor human gastric tissue. Genomics 69:281-286.

162. 1 56.Schwartz, M.A. e Ingber, D.E. (1994) Integrating with Integrins. Mol Biol Cell 5:389-393.

163. T Schilling; Evolution and Development: Making Jaws; Heredity (2003) 90, 3-5.

164. Paul T. Sharpe; Neural crest and Tooth Morphogenesis; Adv Dent Res 15:4-7

165. D.Vincent Provenza, Werner Seibel; Histologia oral, hereditariedade e desenvolvimento.

166. Mark F. Teaford, Moya Meredith Smith & Mark W.J. Ferguson; Desenvolvimento, função e evolução dos dentes.

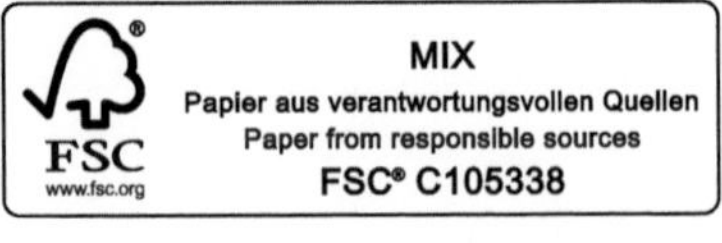

Printed by Books on Demand GmbH, Norderstedt / Germany